자가 인지행동치료 프로그램

폭식비만 스스로 해결하기

| 이영호 · 허시영 · 이혜경 공저 |

Obesity with Binge Eating

학지사

머리말

최근 비만은 사회적 이슈로 떠오르고 있습니다. 이는 실제 비만 인구가 급증하고 있는 데 이유가 있겠지만, 건강에 대한 관심의 증가, 날씬함에 대한 사회적 추구 그리고 비만에 대한 편견 등도 중요한 요인이 되고 있습니다.

비만 치료는 크게 보면 마이너스 에너지 대사를 만드는 것, 즉 먹는 것보다 쓰는 것을 더 많이 하거나, 쓰는 것보다 먹는 것을 적게 해서 우리 몸에 있는 에너지를 부족하게 만들어 체중을 줄이도록 하는 것입니다. 그러나 실제로 비만 치료는 이렇게 간단하지만은 않습니다. 마이너스 에너지 대사가 만들어진다고 해도 그것을 유지하기 위해서는 너무 많은 요인의 변화를 요구하기 때문입니다.

비만 치료를 어렵게 하는 이유 중 하나는 비만이 단일 질환의 문제가 아니라 복합 질환의 문제라는 점입니다. 비만은 다양한 원인 그리고 다양한 문제가 다양한 양상으로 나타나기 때문입니다. 이런 다양한 양상 중 하나가 폭식비만으로 알려져 있는 폭식장애입니다. 폭식을 동반한 비만은 비만 환자의 20~50%를 차지하는 것으로 알려져 있습니다. 폭식비만은 폭식을 동반하지 않은 일반 비만에 비해 치료에 대한 반응이나 치료 후 재발률, 비만의 정도, 동반된 정신병리 등에서 많은 차이를 보입니다. 폭식비만 환자는 그 특성상 비만 치료 클리닉에서도 치료에 잘 반응하지 않아 치료자에게 많은 어려움을 주고, 환자 자신도 노력한 것에 비해 체중조절에 성공하지 못해 자괴감에 빠지기 쉽습니다. 따라서 이러한 환자들은 일반 비만을 위한 치료적 접근에 따라 도움을 받는 데 한계가 있습니다. 아직 이 환자들의 치료가 체계적으로 확립되어 있지 않은 상태이지만 인지행동치료적인 접근이 효과가 있다고 알려져 있습니다.

먹는 것이 조절되지 않고서 체중조절을 기대할 수는 없습니다. 폭식비만 환자의 치료는 폭식조절과 체중조절이라는 두 마리 토끼를 잡는 일입니다. 폭식을 잡으려면 체중이, 체중을 잡으려면 폭식이 문제가 되기 쉽습니다. 그래서 폭식을 치료 목표로 하는 인지행동치료가 체중조절에는 효과가 적다고 알려져 있으나 저자들의 경험으로는 그렇지 않습니다. 저자들에게 도움을 받으면서 규칙적인 식사, 건강한 생활방식을 유지하고, 스트레스를 관리했던 환자들을 보면 그동안 경험했던 어떤 체중조절 방법보다 효과적이었습니다.

이 지침서는 나눔신경정신과의원의 식사장애 클리닉에서 폭식비만으로 고통받던 환자들의 치료 경험을 바탕으로 하고 있습니다. 그동안 축적된 경험을 통해 이 책을 많이 변화시키고 발전시켜 왔습니다. 이런 점이 폭식비만으로 고통을 받는 분들에게 실제적인 도움을 줄 것으로 생각됩니다.

폭식비만으로 고통받는 분들은 여러 가지 이유로 제대로 된 도움을 받기 어렵고, 스스로 치료의 장에 찾아갈 확률도 적으며, 어렵게 찾아간다 하더라도 제대로 된 치료를 받기 쉽지 않습니다. 이런 분에게 이 책이 어려움을 극복하는 데 많은 도움이 되기를 바랍니다.

이 책이 나오기까지 많은 관심과 후원을 아끼지 않으셨던 학지사의 김진환 사장님, 그리고 책을 만드는 데 끝까지 노력해 준 학지사 편집부의 이근호 님께도 감사의 뜻을 전합니다. 마지막으로 이 책이 가진 한계나 문제점에 대해 지적해 준다면 겸허히 받아들여 수정 및 보완할 것임을 약속드리고 싶습니다.

2011년 5월

대표저자 이영호

차 례

폭식비만에 대해 알아보기

폭식이란 무엇인가?

폭식비만(폭식장애)에 대해 알아보기 전에 우선 폭식에 대해 알아보아야 합니다. 폭식은 하나의 진단명이라기보다는 증상을 표현하는 용어로서 폭식증이라고 알려져 있는 신경성 대식증 진단을 받은 사람과 비만한 사람의 일부에게서 폭식이 동시에 보이고 있는데, 이는 둘 사이에 밀접한 관계가 있다는 것을 의미합니다.

1. 폭식은 무엇을 의미하는가?

폭식은 특수한 형태의 과식(overeating)으로, 근본적으로 섭취하는 음식의 양이 문제가 아니라 먹는 것에 대한 조절 상실감이 핵심적인 요소입니다. 미국 정신의학회의 진단기준에 따르면, 신경성 대식증에서의 폭식은 ① 많은 양의 음식 섭취와 동시에 ② 먹는 것에 대한 조절 상실에 따른 음식 섭취의 삽화로 정의합니다.

1) 많은 양의 음식 섭취

많은 양의 음식 섭취에 대한 일반적인 기준은 대부분의 사람들이 비슷한 시간이나 상황에서 먹을 수 있는 양보다 확실히 많은 양이라고 설명하고 있는데 대개 성인이 먹는 양의 2인분 이상이면 그렇다고 볼 수 있습니다.

2) 먹는 것에 대한 조절 상실

먹는 것에 대한 조절 상실이란 삽화(episode) 동안에 먹는 것을 멈출 수 없을 것 같은 느낌이나 먹는 음식의 종류나 양을 조절할 수 없을 것 같다는 느낌 등으로, 흔히 '먹고 싶어 죽겠다.' 혹은 '먹는 것을 참을 수가 없다.'와 같은 말로 표현됩니다. 폭식이 오랫동안 지속된 경우에는 먹는 것을 멈출 수 없거나 폭식 삽화가 발생하는 것을 예방할 수 없고, 조절 상실감을 느끼지 않아도 조절 상실이 존재하는 것으로 간주합니다. 만약 회식이나 상견례를 할 때와 같이 자신의 먹는 양을 훨씬 초과하는 과식을 피할 수가 없어서 자신의 먹는 것을 더 이상 조절하려고 하지 않는 경우에도 조절 상실이 존재하는 것으로 간주합니다.

3) 과식 대 폭식

과식과 폭식은 조절 상실감의 유무에 따라 달라집니다. 다음의 〈표〉에서 제시하는 것처럼 객관적 폭식 삽화는 앞에서 언급한 미국 정신의학회의 진단기준에 따른 폭식에 대한 정의와 같습니다. 주관적 폭식 삽화는 섭취한 음식의 양이 객관적으로 많지 않다는 것을 제외하면 객관적 폭식 삽화와 비슷합니다. 이 둘은 섭취한 양은 다르지만 폭식의 핵심인 조절 상실감이 존재하기 때문에 그 차이점이 없다고 간주합니다.

〈표〉 폭식 및 과식 삽화의 분류

조절 상실감의 유무	섭취한 양	
	많음	많지 않으나 대상자가 과하다고 여김
있다	객관적 폭식삽화 (objective bulimic episodes)	주관적 폭식삽화 (subjective bulimic episodes)
없다	객관적 과식 (objective overeating)	주관적 과식 (subjective overeating)

2. 폭식의 임상 특징

1) 빈도와 기간

미국 정신의학회의 진단기준에 따르면 신경성 대식증이나 폭식장애의 진단을 내리기 위해서는 폭식이 평균적으로 일주일에 2번 이상 발생하면서 이러한 현상이 신경성 대식증의 경우는 3개월 이상, 폭식장애는 6개월 이상 지속되어야 합니다. 일반적으로 신경성 대식증의 폭식은 폭식을 하고 있지 않을 경우에는 극단적인 제한을 하기 때문에 실제 얼마나 먹는가보다는 조절 상실감이 더 큰 문제가 되는 폭식 삽화를 보이는 반면, 폭식장애에서의 폭식은 폭식과 폭식삽화 사이에도 과식의 경향이 있고 조절 상실감이 동반되지만 먹는 양도 많은 양상을 보입니다.

2) 폭식 중에 섭취하는 음식

폭식을 할 때 섭취하는 음식은 두 가지 유형이 있습니다. 첫째는 음식의 성질로서 달콤한 음식 또는 배부르게 하는 음식을 폭식하는 것이고, 둘째는 음식에 대한 태도로서 금지된 음식이나 위험한 음식 또는 살이 찌는 음식을 폭식하는 것입니다. 분명한 것은 대부분의 폭식은 많이 먹으면 안 되는 음식으로 구성된다는 것입니다. 폭식이 주로 고탄수화물 음식으로 이루어진다고 알려져 있으나 실제로는 탄수화물, 지방과 단백질의 구성이 아니라 오히려 전체적으로 섭취하는 양입니다.

3) 폭식의 양과 음식 구매의 비용

폭식 중에 섭취하는 음식의 양은 다양합니다. 어떤 사람은 폭식 중에 상당히 많은 양을 섭취하는데, 한 번에 15,000~20,000kcal가 되기도 합니다. 전형적인 폭식의 양은 1,000~2,000kcal이고, 폭식장애를 가지고 있는 사람들 중에 약 1/4은 2,000kcal 이상이 된다고 알려져 있습니다.

많은 양의 음식을 먹는 만큼 폭식은 비용이 많이 듭니다. 규칙적으로 많은 양의 음식을 섭취하는 사람은 재정적인 곤란에 처할 수 있습니다. 폭식에 드는 평균 비용은 미국의 경우 한 번에 만 원 정도가 든다고 알려져 있고, 우리나라의 경우에도 한 달에 폭식을 위한 돈만 많은 경우 수십만 원이 들어가는 것으로 알려져 있습니다.

3. 폭식에 동반되는 문제

1) 기 분

폭식을 하는 첫 순간에 느끼는 기분은 즐거움입니다. 음식의 맛과 특성이 상당히 즐겁게 느껴집니다. 그러나 이러한 기분은 오래 지속되지 않습니다. 아주 많은 음식을 섭취함에 따라 즐거움은 곧바로 혐오감으로 바뀝니다. 어떤 사람들은 자신이 폭식을 멈출 수 없는 것으로 인해 극도로 불쾌함을 느끼기도 합니다.

2) 음식 섭취 속도

전형적으로 폭식은 음식을 빠르게 섭취합니다. 신경성 대식증 여성 환자는 보통 여성보다 2배 이상 빠르게 음식을 섭취합니다. 한 연구결과에 따르면 신경성 대식증 여성 환자는 1분당 81.5kcal를 섭취하고 식사장애가 없는 여성은 1분당 38.4kcal를 섭취한다고 합니다. 폭식을 하는 사람들은 음식을 자신의 입 안에 기계적으로 채우고 그것을 간신히 씹습는다. 그런 후에 음식을 넘기기 위해서 매우 많은 물이나 음료수를 마시는데, 이러면 배가 꽉 채워지고 부풀어 심한 포만감을 느낍니다.

3) 초 조

폭식을 하는 사람들은 많은 경우 폭식 중에 왔다 갔다 하면서 안절부절못합니다. 또한 자신에 대해서 자포자기하는 감정을 느낄 수도 있습니다. 폭식을 하는 사람들은 음식을 섭취하도록 만드는 강력한 힘, 즉 음식에 대한 갈망을 느낍니다. 심한 경우에는 이런 갈망 때문에 다른 사람이 가지고 있는 음식을 뺏기도 하고, 가게에서 음식을 훔치기도 하고, 버려진 음식을 먹기도 합니다. 그러고 난 뒤 그러한 행동을 창피하고 혐오스럽고 자존심 상하다고 여깁니다.

4) 의식이 변한다는 느낌

폭식을 하는 사람들은 종종 폭식을 하는 중에 황홀감을 느낀다고 표현하기도 합니다. 이렇게 황홀감을 느끼는 사람은 음식을 섭취하고 있는 동안 자신을 자신이 아닌 것처럼 느끼고, 자신의 행동이 의지와는 상관없이 자동적으로 이루어지는 것처럼 느끼기도 합니다.

5) 비밀주의

전형적인 폭식에서 두드러지는 특징은 폭식이 비밀스럽게 발생한다는 것입니다. 폭식이 있는 사람들은 자신의 폭식을 아주 창피하게 여기기 때문에 그것을 숨기기 위해 많은 노력을 하고 수년 동안 그것을 숨기면서 지내기도 합니다. 폭식을 숨기는 방법은 다른 사람들과 함께 있을 때에는 비교적 정상적인 방식으로 음식을 섭취한 후 나중에 은밀하게 다시 돌아와서 남아 있는 모든 음식을 섭취합니다. 또한 자신의 폭식이 발견될 것에 대한 두려움으로 인해 침실이나 욕실에 숨어서 음식을 섭취하기도 합니다.

4. 폭식의 전과 후: 폭식은 어떻게 시작하고 끝나는가?

1) 폭식 유발인자

폭식을 유발하는 인자로는 긴장감, 무엇인가를 먹는 것(어떤 것이든), 혼자 있는 것, 특별한 음식에 대한 갈망, 음식에 대한 생각, 집에 들어가는 것, 지루하고 외로운 느낌, 배고픈 느낌, 술을 마시는 것, 누군가에게 바람 맞는 것, 외식, 파티 참석 등이 있습니다.

(1) 불쾌한 기분

모든 유형의 불쾌한 기분은 폭식을 유발합니다. 그중에서도 특히 우울한 기분은 강력한 자극이 됩니다. 다른 감정적인 유발인자로는 긴장감, 절망감, 외로움, 지루함, 과민 및 분노 등이 있습니다.

(2) 살이 찌는 느낌

살이 찌는 느낌은 자신의 체형에 관심이 많은 사람에게서 나타나는 특별한 유형의 불쾌한 느낌으로, 많을 경우 폭식의 직접적 유발인자가 됩니다.

(3) 체중의 증가

자신의 체중에 관심이 많은 사람은 체중이 조금만 증가해도 이에 대해 부정적으로 반응합니다. 특히, 폭식의 경향이 있는 사람이 다이어트를 하다가 실패한다면 그 결과는 폭식으로 나타날 것입니다.

폭식 문제가 있는 많은 사람들은 폭식하지 않을 때는 거의 음식을 섭취하지 않으려 노력하지만 이러한 음식의 제한은 원하지 않는 결과를 많이 가져올 수 있습니다. 음식을 심하게 제한하는 것은 먹는 것에 대한 생리적, 심리적 압박을 초래하고, 탈억제 현상을 일으켜 한 번 먹기 시작하면 먹는 것을 중단하기가 어려워집니다.

(4) 다이어트 규칙이 깨어진 경우

폭식을 하는 사람들은 다이어트를 하고 그들의 다이어트는 자신만의 특징적 경향이 있습니다. 예를 들어, 사람마다 언제, 얼마만큼 먹어야 하는지가 다르지만 엄격한 규칙이 있습니다. 게다가 대부분의 경우 살이 찌는 음식을 금지된 음식으로 여기고, 자신이 무엇을 먹어야 할지에 대해서도 규칙이 있습니다. 이런 다이어트 규칙이 깨어지면 흔히 폭식으로 연결되기 쉽습니다.

(5) 불규칙한 시간

하루 생활이 체계적으로 조직화되어 있지 않은 경우 지루함이 동반되어 많은 사람이 폭식을 하는 경향이 있습니다. 이와 반대로 일상이 규칙적이라면 이는 폭식에 대해 방어 효과를 갖습니다.

(6) 혼자 있는 것

폭식은 항상 비밀스럽습니다. 폭식을 하는 사람이 혼자 있게 되면 폭식에 대한 사회적인 억제를 없애는 효과를 가져와 폭식에 대한 위험도를 증가시킵니다. 여기에 외로움이 더해질 경우 폭식에 대한 위험은 더욱 증가합니다.

(7) 월경 전 긴장

어떤 여성은 특히 월경 전 며칠 동안 먹는 것을 조절하기 어렵다고 합니다. 이것은 배가 부른 느낌 같은 신체적인 감각이나 우울 혹은 예민함 같은 부정적인 기분에 대한 반응으로 나타날 수 있습니다.

(8) 음주

어떤 사람은 술을 마시는 것이 폭식을 하도록 만든다고 합니다. 이렇게 되는 데는 몇 가지 이유가 있습니다. 첫 번째 이유는 술은 즉각적인 욕망에 저항하는 힘을 떨어뜨려 다이어트 규칙을 지키지 못하게 만들기 때문이고, 두 번째 이유는 술은 판단력을 손상시켜서 자신의 다이어트 규칙을 깨는 것이 얼마나 나쁜 결과를 초래할 것인지 인식하지 못하게 하기 때문입니다. 그리고 마지막으로 술은 기분을 우울하게 만들어서 폭식의 위험을 증가시킵니다.

2) 폭식으로 인한 결과

폭식을 한 후에 대부분의 사람들은 폭식을 탐닉으로 받아들이고 크게 후회합니다. 따라서 이들은 음식을 적게 먹거나 운동을 함으로써 보상을 하려고 결심하지만 시간이 지나면서 이런 결심은 점차 약화됩니다.

폭식으로 인한 결과는 상당히 다양합니다. 폭식을 하는 사람은 즉각적으로는 해방되는 느낌과 같이 일시적으로 긍정적 기분을 느낍니다. 또는 배고픔과 부족함이 사라지고 폭식을 유발했던 우울한 기분과 불안도 사라집니다. 그러나 이러한 긍정적인 효과는 곧바로 수치심, 혐오감과 죄책감으로 바뀌고, 우울해지면서 자신이 먹는 것을 조절할 수 없을 것이라는 절망감에 빠지기도 합니다. 이외에 체중증가에 대한 두려움 때문에 불안도 자주 나타납니다. 이런 부정적인 기분들은 피로나 위통과 같은 폭식이 만들어 낸 신체 증상에 의해 더 악화될 수 있습니다. 어떤 경우에는 체중증가에 대한 두려움이 아주 심하여 극단적인 음식 제한을 하기도 합니다.

폭식비만과 일반 비만은 무엇이 다른가?

1959년 스턴카드(A. J. Stunkard)가 비만한 사람의 폭식에 대해 체계적으로 서술한 이래, 많은 연구들은 치료소를 찾은 비만 환자의 약 20~30%의 환자가 폭식을 경험하고 있다고 보고하고 있습니다. 이들은 폭식증이라고 알려져 있는 신경성 대식증 환자와는 달리, 폭식을 한 후에 제거 행동을 하지 않았습니다. 이렇게 제거 행동을 하지 않는 것이 이들을 비만하게 만드는 요인이 되는 것으로 보입니다. 이러한 결과들은 소위 폭식을 동반한 비만 환자, 즉 폭식비만 과 폭식을 동반하지 않은 일반 비만과의 관계에 대한 연구의 필요성을 증가시켰습니다.

신경성 대식증 환자에게서 볼 수 있는 것처럼 이들에게도 폭식 전에 체중을 줄이기 위한 다이어트의 시도를 볼 수 있기 때문에 다이어트가 폭식을 유발할 가능성이 있다는 것을 생각해 볼 수 있습니다. 그러나 실제 연구들은 이러한 상관관계를 보여 주지 못하고 오히려 어떤 경우는 폭식이 다이어트나 비만에 선행하고 있음을 보여 주고 있습니다. 원인적인 상관을 떠나 폭식을 동반한 비만 환자와 동반하지 않은 비만 환자 사이에는 식사 특이 병리뿐만 아니라, 일반 정신병리 및 치료에 대한 반응 등에 차이가 있다고 알려져 있습니다. 즉, 폭식을 동반한 비만 환자들은 더 많은 심리적인 문제를 가지고 있고, 특히 정동장애를 비롯한 정신과적 장애의 발병률이 높으며, 다이어트에 관한 자기 효율성이 낮으며, 체중감소 치료에서 탈락률이 높다고 알려져 있습니다.

폭식비만 환자는 신경성 대식증 환자와 마찬가지로 음식이나 식사에 대한 인지적인 왜곡을 가지고 있습니다. 그들은 음식을 좋은 것과 나쁜 것으로 나누어 다이어트하는 동안에는 나쁘다고 분류된 음식을 피하려고 하지만 감정적인 문제가 발생하여 자기 조절을 잃어버리면 이러한 음식을 폭식하는 경향을 보입니다. 이러한 폭식은 자기 조절 능력에 대한 실망과 죄책감을 불러일으키고, 이러한 자기 경멸은 감정적인 고통을 더욱 가져오게 하여 폭식을 반복하게 합니다. 폭식비만 환자들은 신경성 대식증 환자들에 비해 ① 폭식삽화가 좀 더 길게 지속되고, 시작과 끝이 불명확하며, ② 일반적인 정신과적 증상을 동반하는 경우가 많으며, ③ 철저한 식사조절을 하지 않고 과식하는 경향이 있으면서, ④ 자기유발 구토나 하제 및 이뇨제의 남용과 같은 체중조절 방법을 사용하지 않는다는 특징을 갖습니다. 이외에도 이들은 신경성 대식증에 비해 다양한 연령대에서 나타나고 상대적으로 남자 환자가 많은 편입니다.

폭식비만의 전형적인 임상 특징

폭식비만 클리닉에서 합숙하며 치료받는 폭식비만 환자들의 임상 특징은 과식에 대한 통제력의 상실이 주가 되는데 통제력 상실의 표시로는 매우 빠르게 먹는 것, 배가 불러서 불편해질 정도까지 먹는 것, 배가 고프지 않으면서도 많은 양의 음식을 먹는 것, 많이 먹는 것이 부끄러워 혼자 먹게 되는 것, 과식 후 혐오감, 죄의식, 우울감을 느끼는 것 등이 있습니다.

이들은 폭식 후에 부정적인 감정을 경험합니다. 따라서 이들은 반복되는 과식 삽화가 체중과 체형에 장기적으로 영향을 미칠 것을 걱정합니다. 전형적인 폭식비만 환자는 중등도 이상의 비만을 가진 여성입니다. 흔히 폭식은 일주일에 1～2회 일어나고, 탄수화물과 칼로리는 많은 반면, 영양가가 낮은 음식들로 이루어집니다. 전형적으로는 밥을 먹은 후 아이스크림 한 통, 식빵 한 봉지, 과자 몇 봉지 그리고 떡이나 과일 등이 폭식으로 이루어집니다. 대부분의 폭식은 몰래 그리고 철저한 준비하에 이루어집니다.

주위 사람들은 환자가 다이어트를 하고 있는 중으로 알고 있는 경우가 많습니다. 이들에게 과식의 삽화는 '몇 번을 했는가를 알아보는 것'보다는 '과식을 한 달에 며칠 하는가'를 알아보는 것이 유용합니다. 비록 이들은 자기 유발 구토를 하거나 이뇨제, 하제 등을 거의 사용하지 않지만, 식사 조절을 하거나 식욕억제제를 복용하기도 합니다. 이들은 신체상에 장애를 보이지 않는다는 점에서 신경성 대식증이나 신경성 식욕부진증과는 차이를 보입니다. 자신의 체형에는 불만족스러워하지만 체형이나 신체 크기에 병적인 왜곡을 보이지 않고 비정상적으로 마른 형을 추구하지도 않습니다.

미국 정신의학회의 폭식비만 진단기준

A. 폭식삽화는 다음과 같은 두 가지 특징이 있다.

(1) 일정한 시간(예: 2시간 내에) 동안, 대부분의 사람들이 비슷한 시간이나 상황에서 먹을 수 있는 양보다 확실히 많은 양의 음식을 먹는다.

(2) 이러한 삽화 동안에는 조절 상실감을 느낀다(예: 먹는 것을 멈출 수 없을 것 같은 느낌이나 먹는 음식의 종류나 양을 조절할 수 없을 것 같다는 느낌).

B. 폭식삽화에는 다음 중 3개 이상이 동반된다.

(1) 평소보다 음식을 아주 빨리 먹는다.

(2) 불쾌할 정도로 배가 부를 때까지 먹는다.

(3) 배가 고프지 않을 때도 많은 양의 음식을 먹는다.

(4) 너무 많은 음식을 먹는 것이 창피해서 혼자 먹는다.

(5) 과식을 하고 나면 자신이 혐오스러워지거나 우울해지고 심한 죄책감에 빠진다.

C. 폭식 때문에 심한 고통을 받는다.

D. 폭식이 적어도 평균 6개월간 일주일에 2회 이상 있다.

※ 폭식의 횟수를 계산하는 법이 신경성 대식증과는 차이가 있다. 폭식의 횟수를 계산하는 데 있어 폭식이 일어난 날짜를 세는 것과 폭식삽화의 수를 세는 것 중 어느 것이 나은지에 대해 앞으로의 연구가 있어야 할 것이다.

E. 폭식은 부적절한 보상행동(예: 하제 사용, 굶기, 심한 운동)의 정기적인 사용과 동반되지 않고 신경성 식욕부진증이나 신경성 대식증의 삽화 기간에는 일어나지 않아야 한다.

폭식비만을 의심할 수 있는 점검 항목

1. 폭식행동: 다음 항목의 앞 6개 중 3개와 마지막 1개가 해당되면 폭식비만이 의심되고, 앞 6개 중 3개는 해당되나 맨 끝의 것이 해당되지 않으면 신경성 대식증이 의심됩니다.

계획보다 많이 먹음___
먹고 난 뒤 후회___
신체적으로 불편할 정도로 먹음___
배고프지 않아도 먹음___
많이 먹는 것이 부끄러워 숨어서 먹음___
허겁지겁 빨리 먹음___
구토나 제거행동이 없음___

2. 행동 징후: 다음 항목의 3개 중 2개가 해당되면 폭식비만이 의심됩니다.

체중이 부끄러워 활동 제한___
끊임없는 다이어트___
적게 먹는다고 생각하나 체중은 많이 나감___

3. 생리적 징후: 다음 항목의 2개 중 1개가 해당되면 폭식비만이 의심됩니다.

현재 과체중이거나 비만___
지나친 체중으로 인한 신체적인 문제(고혈압, 당뇨, 고지혈증 등)___

4. 태도의 변화: 다음 항목의 첫 번째가 해당되거나, 나머지 4개 중 2개가 해당되면 폭식비만이 의심됩니다.

먹는 것에 대한 조절감과 체중으로 자신 평가___

날씬한 것이 자신의 문제를 해결할 것이라는 환상___

식사 습관으로 인한 많은 괴로움___

모든 실패를 체중 탓으로 돌림 ___

체중에 인생의 초점이 맞추어져 있음___

5. 빈도 및 기간: 다음 항목에 해당되면 폭식비만이 의심됩니다.

이런 행동이 일주일에 2번 이상 6개월 이상 됨___

※ 전체 판단: 폭식행동이 해당되어야 폭식비만을 의심할 수 있습니다. 폭식행동에서 6개 중 2개가 해당되고 마지막 항목이 해당되지 않으면서 행동 징후, 생리적 징후, 태도의 변화, 빈도 및 기간이 해당되는 경우는 비전형적인 식사장애나 다른 문제와 동반된 이상 식사행동일 가능성이 있습니다. 폭식행동, 행동 징후, 생리적 징후, 태도의 변화, 빈도 및 기간이 해당되는 경우는 폭식비만의 진단 가능성이 높아집니다. 폭식행동이 해당되지 않고 다른 부분만 해당되는 경우는 신체 불만족을 비롯한 신체상 장애의 문제나 다른 심리적 요인에 의한 문제를 찾아보아야 합니다.

폭식비만과 다른 식사장애 및 일반 비만의 차이점

문제 영역	신경성 식욕부진증	신경성 대식증	폭식비만	일반 비만
전형적인 체중 범위	정상 체중의 15% 이하	정상 체중의 ±10%	정상 체중에서 비만까지	정상 체중의 20% 이상
폭식	삽화적	흔함	흔함	드물게 일어남
선호하는 체중 조절법	심한 제한	제거행동	잦은 제한	잦은 제한
신체상 문제	심함	심함	불만족	심하지 않음
금지 음식	강력히 피함	제거할 수 있으면 폭식	폭식	없음
음식 섭취 후 불안	있음	있음	없음	없음
폭식에 기분의 영향	있음	있음	있음	있음
이차적인 정신병리 정도	심함	중등도에서 심함	중등도	정상에서 중등도

폭식비만의 심리행동치료 및 약물치료

1. 폭식비만의 심리행동치료

이제까지의 폭식비만에 대한 연구결과들은 폭식장애가 비만의 특징적인 아형(subtype) 중 하나라는 것을 보여 줍니다. 폭식비만 환자들은 비만의 발병 연령이 이르고 체중감소나 다이어트에 더 많은 시간을 투자하며 자신의 체형과 체중에 더 많은 관심을 갖는 특징을 보입니다. 또한 이들은 비만의 심한 정도에 상관없이 폭식장애를 동반하지 않은 비만 환자보다 더 심한 정신병리를 보입니다.

비만이 심할수록 폭식장애가 동반될 가능성이 높기 때문에 폭식비만 환자들은 각 병원의 비만클리닉이나 체중 조절을 위한 개인 체형미 교정교실 등에 많을 것이라고 추측할 수 있습니다. 이들은 앞에서 논의한 대로 기존의 비만치료에 잘 반응하지 않고 일반 비만 환자와는 다른 임상 특징을 보이기 때문에 치료에 잘 반응하지 않는 환자로 분류되어 체계적인 평가나 치료 접근을 못 받을 확률이 높습니다.

특히, 이 환자들 중 우울증을 동반하는 환자는 치료 반응이 나쁠 가능성이 높다는 점에서 이러한 환자들에 대한 옳은 치료 접근은 일반 비만 환자에게 적용되고 있는 일률적인 접근보다는 개인에게 융통성 있게 적절한 치료법을 골라 병합하는 것이 좋습니다. 폭식비만 환자에게 치료적 개입의 목적이 되는 증상은 크게 ① 체중과 이와 연관된 문제, ② 폭식 및 식사 관련 문제, ③ 우울증을 비롯한 정신병리라는 점을 염두에 둔다면 치료법 선택에 도움이 될 것입니다. 그러나 체중감소와 다른 문제의 호전 중 어떤 것이 우선이냐에 대해서는 아직도 이견이 많습니다.

이 질병은 다른 식사장애와는 달리 남성도 많다는 것을 염두에 두어야 할 것입니다. 이 환자들의 치료에 있어 체중감소는 중요한 요소 중 하나입니다. 따라서 최소한 3개월마다 추적조사를 하여 체중의 변화를 검사하고, 체중증가 시 체중감소 프로그램을 재시도하는 것이 한 방법이 될 수 있습니다.

폭식장애를 동반한 비만 환자들이 폭식장애가 동반되지 않은 비만 환자보다 전통적인 체중감소 치료에 잘 반응하지 않자 체중감소 자체보다는 이 장애가 가지는 폭식 및 이상식사습관과 같은 식사장애적인 특징에 치료적 초점을 맞춘 연구들이 진행되었습니다. 대부분의 경우 신경성 대식증 환자들에게 사용되었던 기법, 즉 인지행동치료, 대인관계 정신치료, 항우울제와 같은 약물치료 등이 사용되었습니다. 인지행동치료나 대인관계 정신치료는 모두 폭식비만 환자의 폭식 빈도를 낮추는 데는 어느 정도 효과가 있으나 치료가 끝난 후에 재발의 빈도가 높고, 체중감소에는 효과가 없었다는 점이 문제점으로 거론되고 있습니다. 최근에는 이 치료법들을 병합한 치료도 시도되고 있으나 대부분의 연구결과에 따르면 폭식 조절에는 어느 정도 효과가 있으나 체중감소에는 효과적이지 못하다는 것이 공통된 의견입니다. 이러한 치료들은 약 50~60%의 환자에게만 폭식을 줄이는 효과가 있습니다. 그러나 장기적으로 보면 폭식 조절과 규칙적인 일상생활 및 스트레스 관리를 함께 꾸준히 할 경우 체중감소도 의미 있게 이루어졌다는 보고도 있습니다.

폭식을 예방하는 데는 여러 접근이 있을 수 있으나 폭식의 위험요인을 조기에 발견해서 해결하는 것이 임상적으로 직접적인 도움이 될 수 있습니다. 폭식을 일으키는 직접적인 위험요인으로 거론되고 있는 것은 탈억제, 부정적인 감정들과 부정적인 자기평가 등이 있고 이런 문제들에 대한 적극적인 개입이 폭식 유발을 예방할 수 있습니다.

2. 폭식비만의 약물치료

폭식비만의 약물치료로 항우울제, 항비만제 및 항경련제 등 세 종류의 약물이 실제로 시도되고 있습니다. 항우울제로는 선택적 세로토닌 재흡수억제제 계통의 약물들이 주로 시도되었는데 이들의 체중감소와 폭식 감소 효과는 인정할 만한 정도로 알려져 있습니다. 시부트라민(sibutramine)과 같은 항비만제도 체중감소와 폭식 감소에 효과가 있다고 알려져 있습니다. 토피라메이트(topiramate)나 조니사마이드(zonisamide)와 같은 항경련제도 체중감소와 폭식 빈도 감소에 비슷한 효과가 있다고 알려져 있습니다. 그러나 폭식장애의 약물치료에 있어 적절한 약물치료 기간은 어느 정도인지, 약물사용 중단 후 장기 유지효과는 어떤지, 적절한 약물 선택과 용량 조절은 어떻게 이루어져야 하는지, 약물치료와 심리치료의 병합 효과는 어떤지 등이 해결되어야 할 문제로 남아 있습니다.

프로그램의 목적

이 프로그램의 목적은 여러분을 폭식증이 동반된 혹은 동반되지 않은 비만에 대한 자가치료자(self-therapist)가 되도록 하는 데 있습니다. 체중을 조절하기 위하여 그와 관련된 필요한 기본 지식들을 얻을 수 있으며, 자신의 식사형태를 분석하는 방법 등 생활습관의 변화를 일으키기 위한 유익한 정보나 방법들을 배울 수 있을 것입니다. 습관의 변화를 일으키는 데에는 많은 노력이 요구됩니다. 그러나 이 과정은 필자들과 함께 연습을 통해서 충분히 이루어질 수 있습니다. 이 과정을 끝까지 잘 따라온다면 체중 조절과 함께 여러분의 남은 인생을 건강한 생활습관을 가지고 살아갈 것입니다. 그리고 치료기간 동안에는 약물이나 알코올 등과 같은 어떠한 물질의 사용도 가능한 한 제한해야 합니다.

폭식비만 자가 인지행동치료 프로그램

1 체중 바로 알기
2 건강한 식사하기
3 행동 바꾸기
4 다이어트 알아보기
5 건강한 활동과 운동: 건강한 활동습관을 만들기 위한 전략
6 인지치료 1: 잘못된 생각 알기와 확인하기
7 인지치료 2: 생각 바꾸기
8 스트레스 다스리기
9 문제해결 능력 키우기
10 자기주장 훈련하기
11 신체상 1: 신체와 자존감
12 신체상 2: 부정적 신체상 극복하기
13 신체상 3: 자신의 몸 받아들이기
14 재발방지 및 체중유지 1
15 재발방지 및 체중유지 2

1 체중 바로 알기

다이어트의 어려움에 대해 이야기하기

각자 자신의 다이어트 경험을 이야기해 보도록 하십시오.

여러분은 왜 다이어트하는 것이 힘들다고 생각하십니까? 아마도 어떤 사람은 의지가 없고 게으르고 소극적인 성격 탓이라고 생각할 것이고, 어떤 사람은 음식이 마음을 달래 주는 유일한 해결책으로 사용되다 보니 체중이 많이 늘었다는 사람도 있을 것입니다. 그리고 계속되는 반복적인 다이어트로 인해 요요현상을 많이 경험하다 보니 오히려 살이 많이 쪘다는 사람도 있을 것입니다. 이유는 다양하지만 여러분의 공통점은 체중을 조절하려는 노력이 실패를 거듭하고 있고, 혼자서는 안 될 것 같은 두려움을 가지고 있다는 것입니다.

다이어트로 체중조절을 하겠다는 생각을 버리기 어려운 이유

- 사람들은 문화적으로 이상화된 체중과 체형에 자신의 몸을 맞추려는 압력을 은연중에 느끼게 됩니다.

- 가족이나 친구가 체중이나 외모에 대한 관심을 계속 불러일으키고 체중 조절을 하라고 은근히 강요함으로써 체중에 대한 집착을 오히려 지지해 주곤 합니다.
- 종종 의사들은 비만한 사람들에게 올 수 있는 건강상의 위험에 대해 강조하면서 다이어트를 해야 한다고 이야기합니다.
- 다이어트를 포기하면 체중이 끝없이 증가할 것 같은 두려운 생각을 가지고 있습니다.
- 다수의 사람들이 체중을 줄여야만 행복하고 성공적인 삶을 살 수 있고, 자신감을 가질 수 있다고 믿습니다.

그러나 많은 사람들이 식사를 제한하는 다이어트보다는 균형된 식사를 하면서 체중이 안정되는 경험을 할 수 있었습니다. 이제부터 여러분의 생활에서 이 치료 프로그램을 가장 우선순위에 놓는다면 여러분이 성공할 확률은 매우 높아질 것입니다.

체중에 대한 관심에서 벗어나야 체중을 감소시킬 수 있다

비만한 사람에게 체중은 가장 민감한 문제 중 하나입니다. 여러분 중 어떤 사람은 자신의 체중에 대한 불만이 많고 체중에 대한 집착도 커서, 하루에도 몇 번씩 자신의 체중을 재어야 직성이 풀리는 경우도 있습니다. 반면에 어떤 사람은 자신의 체중이 얼마인지를 아는 것조차 두려워하여 아예 체중계에 올라가지 못하는 경우도 있습니다.

체중에 대하여 지나친 관심을 가질수록 그것이 스트레스가 되어 폭식과 같은 먹는 행동이 더 증가할 수 있습니다. 그리고 체중을 자주 측정할수록 숫자에 집착하여 '적게 먹어야 돼.' '먹으면 안 돼.' 라는 식사제한에 매달리게 되고 그것은 폭식으로 이어집니다. 체중조절은 오히려 체중에 대한 관심에서 벗어나야 이루어질 수 있습니다.

체중계의 숫자가 아니라, 자신의 체중에 영향을 주는 것이 무엇인지 그 원인을 제거하는 데 초점을 맞추는 것이 필요합니다. 너무 지나치게 자신을 조절하려고 '모 아니면 도'로 움직이는 성격이 문제라면 이를 극복하기 위한 노력에 초점을 두어야 할 것입니다. 체중에 영향을 주는 생활습관이 문제라면 그 생활습관을 변화시키는 데 초점을 맞춰야 할 것이며, 스트레스가 문제라면 스트레스를 잘 관리하고 해결하는 데 초점을 맞춰야 할 것입니다.

여러분 대부분은 비만의 범위에 들어가므로 어느 정도 체중을 줄이려는 노력이 필요하지만, 체중에 대한 관심에서 벗어나야 오히려 체중을 감소시킬 수 있다는 것을 기억하십시오. 그리고 내과적인 문제가 있어 급하게 줄여야 하는 것이 아니라면 급하게 서두르지 마십시오. 조급한 마음을 가지고 단기간에 무리하게 체중을 줄이려고 하면, 다시 지금의 상태로 돌아오기 쉽습니다.

심한 다이어트가 체중조절을 더 힘들게 만드는 이유

여러분이 이미 경험한 것처럼 체중을 급격히 줄일수록 감소된 체중을 유지하기가 어렵습니다. 체중감소를 시작하기 전에는 이번에 체중을 줄이기만 하면 반드시 유지해야겠다고 자신에게 최면을 걸지만 실제로는 그렇게 쉽지 않습니다. 거기에는 생리적, 심리적, 사회적으로 그렇게 유지될 수 없는 이유가 있습니다.

1. 신체 구성의 변화: 체중은 같은데 체지방이 늘어나고 체형이 변한다

체중이 서서히 줄면 이상적으로는 지방 75%, 제지방(근육량) 25%가 줄어드는 것을 기대합니다. 그러나 체중이 빨리 줄어들 때는 지방 50%, 제지방 50%로 줄어듭니다. 이렇게 줄어든 상태에서 빠르게 체중이 재증가하면 지방이 100%로 채워집니다. 따라서 체중을 줄이기 전과 같은 체중이 되었더라도 체지방률이 증가하여 신체 구성이 변하고, 신체 구성이 변하면 체형도 변하는 것입니다. 여기에 더해 근육량이 줄어들면 기초대사량도 줄어듭니다. 이렇게 체형이 변하면 불만족이 더 심해져서 다음에는 더 빠르고 더 심한 다이어트를 하게 됩니다.

2. 기초대사량의 변화: 요요현상의 주범

인간의 역사는 먹지 못하고 굶주려 온 역사였습니다. 따라서 먹는 것을 줄이면 우리 몸은 가뭄이나 기근이 온 것으로 생각해 살기 위해 쓰는 것을 줄이려 합니다. 우리 몸이 에너지로 쓰는 것 중 약 65~70%는 우리가 아무것도 하지 않고 의식이 있는 상태의 몸을 유지하기 위해 소위 기초대사량으로 사용됩니다. 따라서 먹지 않으면 기초대사량을 가장 많이 줄이게 됩니다. 그런데 기초대사량이 줄어든 상태에서 음식이 들어가면 쓰는 것이 줄어들어 있기 때문에 체중이 빠른 속도로 증가하고 또다시 체중을 감량하려면 이전보다 배가 되는 노력을 해야 합니다. 즉, 요요현상의 원인이 되는 셈입니다. 이것도 역시 더 심한 다이어트를 하게 만드는 요인이 됩니다.

3. 체중감소의 한계: 체중은 계속 줄어드는 것이 아니다

소위 말하는 정지기라는 것이 있습니다. 처음에 먹는 것을 줄이거나 쓰는 것을 늘려 마이너스 에너지 균형을 유지하면 체중이 감소됩니다(매일

500kcal가 마이너스가 되면 일주일에 약 0.5kg의 감량이 일어납니다.). 그러나 체중이 줄어들면 점차 일정량의 음식 섭취와 운동을 지속하더라도 이 마이너스 에너지 균형의 폭도 줄어들고, 어느 정도가 되면 더 이상 마이너스 에너지 균형이 일어날 수 없습니다. 이것은 체중이 줄어들기 때문에 오는 당연한 생리적 현상입니다. 그런데 체중을 줄이려는 많은 사람들은 이것을 자신의 노력의 실패라고 여기거나, 자신이 의지박약하여 더 노력하지 못하는 것이라고 여겨 체중조절 노력을 포기하거나, 지속적인 마이너스 에너지 균형을 만들기 위해 하지 말아야 할 정도의 심한 다이어트를 하게 됩니다.

4. 폭식: 용수철을 누르다 지치면 그 순간 용수철은 튀어 오른다

음식 조절을 하지 않고 체중을 조절할 수 있는 사람은 없습니다. 인간은 하지 못하게 하면 더 하고 싶어 하는 경향이 있습니다. 음식을 제한하면 맛있는 음식에 대한 민감도가 이전보다 훨씬 증가하고, 외부적 자극(스트레스 등)이나 내부적 자극(허기짐 등)에 민감하게 반응하여 폭식으로 나타납니다. 여기에 현대처럼 지방이 풍부한 음식, 즉 맛있는 음식에 항상 노출되게끔 만들어진 환경은 체중감소를 시도했던 사람들에게 음식조절을 어렵게 합니다. 그런데 이렇게 폭식이나 음식이 자신의 마음을 달래거나 스트레스를 푸는 방법이 되어 버리면 이 방법은 너무나 즉각적이고 강력해서 다른 방법들이 더 이상 힘을 쓰지 못하게 되고 체중감소에 더 집착하게 됩니다. 이와 함께 제한을 했던 사람이 폭식을 하게 되면 살이 찔 것을 두려워하며 더욱더 심한 제한을 할 것입니다. 이렇게 되면 이제는 제한과 폭식의 양극단을 오가게 되고 정상적인 식사는 없어져 버립니다.

5. 이분법적인 사고: 체중감소가 더 이상 이루어지지 않거나 체중이 조금이라도 증가하는 것은 체중조절의 실패다

어느 정도 체중이 감소되면 더 이상의 체중감소가 쉽게 이루어지지 않기 때문에 그동안의 식사조절에 대한 가장 강력한 강화인자였던 체중감소라는 목표가 약해지게 마련입니다. 목표가 없어지면 그 목표를 이루기 위해 했던 행동을 더 이상 유지하기 어려운 것은 어떤 것에든 적용되는 원칙입니다. 그런데많은 사람들은 일단 체중을 줄인 후 체중이 조금이라도 증가하면 '왜 그런가' 하는 원인을 찾기보다는 자신이 체중조절에 실패한 것이라고 여기고, 그 실패감은 우울감과 죄책감으로 연결되면서 체중유지 노력을 포기하게 만들고 절망감에 빠져 모든 노력을 포기하게 합니다.

6. 외모는 나의 최고의 가치: 이 모습으로는 다시 나타날 수 없어

오랜만에 친구들을 만날 때 체중을 줄여서 나타나면(사실은 체중과는 무관하게 자신감이 생기기 때문에 외모도 예쁘게 꾸미고 표정이나 마음도 당당해진다.) 주위에서는 너무 달라졌다고 말할 것입니다. 그러면 그동안에 다른 것을 통해서는 맛보지 못했던 자신감을 느낄 것입니다. 그러나 체중을 유지하는 것은 힘들기 때문에 다시 증가할 수 있는데, 그러면 심한 좌절감에 빠져 절대로 다른 사람 앞에, 특히 이전에 자신의 마른 모습을 보았던 사람 앞에는 나설 수 없습니다. 그러면 이 사람의 인생 목표는 다시 이전의 체중으로 돌아가는 것일 테고, 따라서 즉각적인 효과가 나타나는 심한 다이어트를 하게 됩니다.

이러한 여러 가지 이유 때문에 체중조절을 하는 것은 매우 어렵습니다. 심한 다이어트와 폭식, 체중 재증가, 그다음의 실패감, 우울, 좌절감, 사회적 위축 그리고 또다시 심한 다이어트, 이러한 악순환이 계속되면 요요현상이 반복됩니다. 체중은 생활의 결과입니다. 당신이 바꾸어야 할 것은 체중이 아니라 당신 자신과 당신의 생활입니다. 그러면 당신의 체중은 저절로 바뀔 것입니다. 체중만을 줄이려는 노력은 오히려 체중을 조절하지 못하게 만듭니다.

체중에 대해 알아야 할 것

- 만약 체중을 측정하는 것이 두렵다면 측정해도 되겠다는 마음이 생길 때까지 측정하지 않아도 됩니다. 그러나 만약 하루에도 몇 번씩 체중을 측정하고 있다면 그것을 줄이도록 노력하십시오. 우선 일주일에 두 번만 측정하시고 나중에는 일주일에 한 번씩만 측정하도록 하십시오.
- 체중을 측정할 때에는 일주일에 한 번 같은 날, 아침에 일어나서 화장실에 다녀온 후 물도 마시지 않고 옷을 가장 적게 입은 상태로 같은 장소에서 같은 저울을 사용하여 측정하십시오.
- 체중은 정확한 수치로 나타낼 수 있는 것이 아니라 범위 안에서 움직이는 것입니다. 정상인의 경우, 체중은 하루 동안에도 1.5kg 정도의 범위 내에서 달라집니다. 그리고 체중은 섭취하는 음식뿐만이 아니라 다른 여러 가지 요인에 의해서도 변합니다. 건강한 사람도 항상 일정한 체중을 유지하는 것은 아닙니다. 따라서 하루에 몇 번씩 체중을 측정하며 순간순간의 체중을 살이 찐 것과 빠진 것으로 받아들이는 것은 전혀 의미가 없습니다.
- 의미 있는 체중의 변화는 한 번의 측정으로 그전 것과 비교해서 증가와 감소를 결정하는 것이 아닙니다. 적어도 지난 4주간의 체중 변화의 추이를 봐서 결정해야 하는 것입니다.

체중에 영향을 미치는 요인

1. 유전적 요인

부모가 모두 비만일 경우 자녀가 비만이 될 확률은 80%이고, 한쪽 부모가 비만일 경우에는 40%, 부모 모두가 비만이 아닐 경우에는 7%의 확률을 갖게 됩니다. 그러나 유전적인 경향성이 높은 사람도 '경도의 비만이 되느냐' '심한 비만이 되느냐'의 정도는 식생활이나 활동 수준과 같은 환경적 요인이 더 많은 영향을 미친다고 합니다. 따라서 유전만이 비만을 결정하는 것은 아닙니다.

2. 신체 대사율의 차이

사람마다 지방을 만들고 소비하는 대사과정에는 차이가 있습니다. 그래서 누구는 지방을 더 쉽게 저장하여 살이 잘 찌기도 하고, 누구는 많이 먹는데도 빠른 속도로 에너지를 태워 살이 찌지 않는 사람도 있습니다. 그러나 이러한 차이도 생활습관의 변화를 통해서 어느 정도는 변화시킬 수 있습니다.

3. 환경적 요인

비만인의 2/3는 어렸을 때 비만하지 않았는데 성인이 되어서 비만해진 경우입니다. 유전적 영향이 없어도 과식하고 운동량이 부족하면 비만이 될 수 있습니다. 실제로 비만한 사람들은 음식의 선택에 있어서도 주로 지방질이 많고 당분이 많은 음식을 선호하는 경향이 있으며, 열량의 섭취가 보통 사람보다 많지 않은 경우라도 주로 앉아서 생활하는 등 활동량이 적어서 비만해지는 경우가 많습니다.

4. 심리적 요인

음식이 외로움, 지루함 또는 화나는 감정을 풀기 위해서 자주 사용된 경우에는 먹는 것에 대한 의미가 특별해질 수 있습니다. 이런 목적으로 음식을 자주 사용하는 경우, 문제는 그대로 남아 전혀 해결되지 않은 상태에서 오히려 살만 많이 찌게 될 뿐만 아니라 많이 먹었다는 것 때문에 죄책감이 커지는 경우가 많습니다.

5. 질병적 요인

특정 질환에 이어 2차적으로 비만해질 수 있는 경우는 전체 비만인의 약 5%를 차지합니다. 이는 갑상선 기능저하증, 쿠싱 증후군, 고인슐린혈증 등의 내분비 질환과 염색체 이상에 의한 질환, 중추신경(시상하부)의 손상, 수술로 식욕조절을 못하는 경우, 이외 일부 약물을 복용할 경우 비만이 될 수 있습니다.

목표 체중 정하기

체중은 유전적인 부분이 영향을 주기는 하지만 그 나머지는 환경적인 영향으로 야기됩니다. 그리고 환경적인 영향은 곧 자신이 변화시킬 수 있는 부분임을 의미합니다. 따라서 건강한 식사습관을 형성하고 생활습관을 변화시키려는 노력은 자연히 체중에 영향을 줍니다. 당장 체중에만 초점을 두고 이를 감소시키겠다는 생각보다는 변화되어야 할 식사습관이나 생활습관이 있는가를 먼저 살펴보고 이러한 변화를 통해 자연스럽게 체중감소를 유도하는 것이 바람직합니다. 원하는 체중에 도달하는 데에 많은 시간이 걸린다고 해도 이러한 방법만이 더 이상의 요요현상을 막고 영구적인 체중 변화를 도와줄 수 있습니다.

이렇게 볼 때 어느 정도 유전적인 부분을 인정하고 현실적인 목표를 잡는 것이 중요합니다. 자신이 생각하는 이상적인 체중도 중요하지만 현실적인 기대를 가지고 목표 체중을 설정하는 것이 중요합니다. 비만인 사람의 경우 체중의 10%만 감소하여도 건강상의 문제들을 많이 호전시킬 수 있습니다. 무조건 남들과 같은 정상체중을 목표로 두지 말고 자신이 바꿀 수 있는 체중의 한계를 인식하여 현실적인 체중을 목표 체중으로 정하는 것이 도움이 됩니다.

나의 목표 체중 ______________ kg

나의 체중 변화는?

＊ 체중 측정 간격: 일

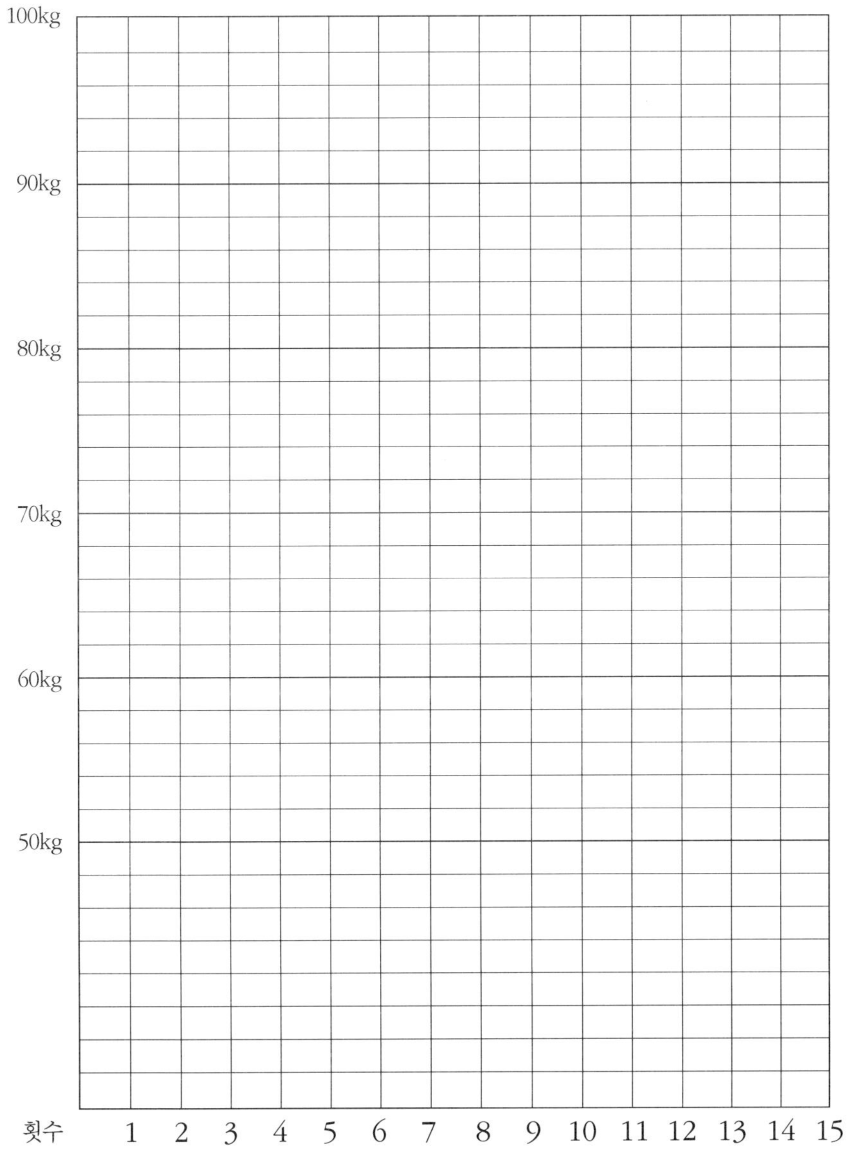

※ 치료 프로그램 동안 일주일 단위로 자신의 체중 변화를 기록해 보십시오.

2 건강한 식사하기

식사행동과 식사습관이란?

1. 식사행동

식사행동은 개인이 식품을 구입해서 조리 · 가공하고 섭취하기까지의 모든 행동을 말합니다. 식사행동은 영양과 건강에 대한 지식과 의욕 등의 태도에 따라 영향을 받습니다.

2. 식사습관

식사습관은 개인의 식사행동이 집단 속에서 사회적 · 문화적 · 심리적 영향을 받아 반복되면서 형성되는 것입니다. 따라서 수십 년 동안 가지고 있는 식사습관을 한 번에 바꾸기란 쉽지 않습니다. 게다가 식사습관은 가족이라는 작은 테두리 안에서 형성되는 것이기 때문에 자신의 식사습관뿐만 아니라 가족의 식사습관도 함께 알아 두어야 합니다. 만약 올바르지 못한 식사습관을 가지고 있다면, 그것을 바꾸기 위한 노력도 필요하겠지요.

식사계획을 위한 준비: 마음가짐 만들기

1. 식생활의 변화를 '억지로 해야 하는 것'이 아니라 '내가 시도해 볼 수 있는 것 또는 기회를 갖는 것'으로 생각합시다!

이전에 먹지 않았던 건강한 음식을 먹는 습관을 만드는 긍정적인 태도는 장기적으로 식생활을 건강하게 바꾸는 데 매우 효과적입니다.

2. 너무 많은 다이어트 규칙으로 압도되지 않도록 합시다!

여러분이 좋아하는 음식은 아예 먹지 말아야 하는 것이 아니라, 지나치게 많이 먹는 것을 피하도록 노력해야 합니다. 무엇보다도 많은 규칙과 제약을 만들어 거기에 압도되어 일찍 포기하게 되는 것보다는 작은 변화를 먼저 시작하는 것이 더 효과적인 다이어트 방법입니다.

3. 다양한 음식을 골고루 적당히 먹도록 합시다!

다이어트는 특정 음식만 먹거나 특정 음식을 먹지 말아야 하는 것이 아닙니다. 예컨대, 매일 과일만 먹어야 하고, 파스타는 먹지 말아야 하는 것이 아닙니다. 충분하지만 지나치지 않는 칼로리를 다양한 종류의 음식으로부터 공급받아 균형 있는 식사를 하는 것이 결과적으로는 영구적인 체중조절을 만들 수 있습니다.

4. 음식의 칼로리와 영양소의 비율을 대략적으로라도 알고 있자!

강박적으로 모든 음식의 칼로리와 영양소를 따질 필요는 없지만 자주 먹고 좋아하는 음식에 대한 대략적인 칼로리를 알고 있다면, 그리고 하고 있는 운동과 섭취하는 음식의 양과의 균형을 이해하고 있다면 체중조절에 더 큰 도움이 될 것입니다.

식사행동 일기 쓰기

1. 식사행동 일기 이렇게 기록하세요

먹은 시간, 장소, 음식의 종류와 양을 되도록 정확히 기입하십시오. 그리고 그때의 상황이나 기분, 생각을 기록하는 것도 중요합니다. 기록할 때에는 실제로 먹은 양을 정확히 기록합니다. 사람들은 1일 섭취 칼로리를 20~40% 적게 기록하는 경향이 있습니다. 이런 점에 주의하면서 먹은 즉시 기록하도록 하고 정확한 양과 음식의 종류를 기록합니다.

2. 식사행동 일기를 쓰는 이유

식사행동 일기는 식사행동의 변화를 위한 시작입니다. 일기를 왜 쓰는가를 한번 생각해 보면 왜 식사행동 일기가 식사행동을 조절하는 데 꼭 필요한 것인가를 알 것입니다.

첫째, 식사행동 일기를 기록하면 식습관이 명확해집니다. 어느 정도의 열량을 섭취했는가를 의식하지 않고 나중에 식사행동 일기를 보면 자신의 먹은 양에 놀라는 경우가 있습니다. 그리고 하루 중에 가장 많은 열량을 섭취할 때가 저녁식사와 취침시간 사이라는 것을 발견할 수도 있습니다. 그리고 의외로 단 것을 많이 먹고 있다는 것을 알게 해 줄 수도 있습니다.

둘째, 식사행동 일기를 쓰는 것만으로도 다른 사람에게 건강하지 못한 식사습관을 조절하고자 하는 의지를 보여 줍니다. 그럼으로써 과도한 열량의 섭취를 자제하고 여러 가지 영양소를 골고루 섭취하려고 노력하게 됩니다.

셋째, 자신이 왜, 언제 식사를 제한하려 하고 폭식을 하게 되는지 연관된 사건이나 마음, 생각 등을 알게 해 줍니다.

우리가 어떤 문제를 알았고 그것이 자신을 힘들게 한다고 생각할 때 어떻게 하나요? 바꾸기 위한 노력을 시작합니다. 그래서 식사행동 일기는 행동 변화의 시작인 것입니다. 식사행동 일기는 나중에 치료가 끝나더라도 식사를 조절하기가 다시 힘들어질 경우에 바로 쓰기 시작한다면 좋은 치료 도구가 될 수 있다는 것도 알아 두십시오.

✌ 식사행동 일기를 쓰고 있는 동안 스스로에게 다음과 같은 질문을 해 보세요.

- 음식의 대부분을 하루 중 특정 시간 동안 섭취하지는 않습니까?
- 긴 시간을 굶은 채로 보낸 적이 있습니까?
- 주로 배고픔을 느끼는 시간대가 있습니까?
- 주로 음식을 먹는 장소가 있습니까?
- 식사행동 일기에 주로 등장하는 음식 종류가 있습니까?
- 먹는 동안 주로 하는 활동이 있습니까?(TV 보기, 게임하기 등)
- 감정적인 문제나 스트레스와 관련된 폭식이 있습니까?

하루 세끼 규칙적으로 식사하기: 강제식사

1. 강제식사란?

강제식사란 배고픔과 배부름에 상관없이 정해진 시간에 정해진 양을 먹는 것을 의미합니다.

여러분은 아마도 언제 배가 부른 것인지 언제 배가 고픈 것인지를 구분하지 못할 것입니다. 설사 구분한다고 해도 그에 따라 정상적인 식사를 하지 못할 것입니다. 여러분에게는 훈련이 필요합니다. 즉, 생리적으로 망가져 버린 배고픔과 배부름에 의한 먹는 것의 조절, 이것이 여러분에게 다시 돌아와야 할 것 중 하나입니다.

여러분은 아마도 먹지 않는 것이 아무 문제가 되지 않는다고 느낄 것입니다. 오히려 먹지 않는 것은 자신이 잘 조절되고 있는 증거라고 여기기 때문에 그럴 때는 자신이 안정되어 있다고까지 느낄 것입니다. 그러나 한편으로는 그동안의 다이어트, 즉 먹지 말아야겠다는 제한 때문에 먹고 싶은 충동에 괴로워하고 있을 것입니다.

그런데 여러분이 어떻게 이런 충동을 해결하고 있는지 살펴볼 필요가 있습니다. 아마도 걷잡을 수 없는 폭식, 그러고 난 뒤의 또 다른 제한, 이런 사이클의 반복일 것입니다. 모순적인 것은 그렇게 많이 먹었음에도 여러분은 계속 굶주려 있다는 사실입니다. 여러분은 먹는 순간부터, 아니면 훨씬 전부터 계속 먹으면 안 된다는 생각에 지배당하고 있기 때문에 먹어도 맛을 만끽하면서 즐기지 못하고 말 그대로 허겁지겁 입에 넣기에 바쁠 것입니다.

이상하게 들리겠지만 여러분이 폭식을 이기기 위해서는 먹어야 합니다. 부족하지 않게 충족을 시켜야 먹고 싶은 욕망이 줄어듭니다. 그런데 이 폭식의 충동은 한칼에 없어지지 않습니다. 마치 따듯한 햇살에 얼음이 녹듯이 서서히 없어지는 것입니다. 여기서 햇살이란 규칙적인 하루 세끼 식사를 의미합니다. 이렇게 하루 세끼 식사는 적어도 3～4주 동안 꾸준히 유지되어야 효과가 나타나기 시작한다는 사실을 잊으면 안 됩니다.

하루 세끼 식사를 규칙적으로 하면 그렇게도 먹고 싶었던 음식에 대한 갈망이 수그러들기 시작합니다. 그리고 하루 종일 뇌리를 떠나지 않았던 음식에 대한 생각과 함께 혼돈스러웠던 마음도 가라앉을 것입니다.

그러나 하루 세끼 식사를 규칙적으로 하는 것은 매우 어렵습니다. 우선은 살이 찔까 봐 두렵고, 많이 먹는 것 같아서(사실은 대부분의 경우 많이 먹는 것이 아닙니다.) 거북하고, 배가 부른데도 식사 시간이 되면 먹어야 하고, 먹기 시작하면 부종도 오고, 처음에는 소화도 되지 않고 변비도 심해지며, 어떤 경우에는 먹고 나면 머리도 아프고 몸도 무겁고 기분이 좋지 않다고 말씀하시는 분도 있습니다. 그러나 이 모든 것이 정상적으로 돌아가기 위해 반드시 필요한 과정이라는 것을 염두에 두어야 합니다.

규칙적인 식사를 하기 위해서 먼저 해야 할 것은 규칙적인 생활입니다. 규칙적인 생활 없는 규칙적인 식사란 있을 수 없습니다. 그리고 자신이 먹는 양이 진짜로 많다고 느끼는 분이 많기 때문에 식사행동 일기를 써서 확인하는 것도 중요합니다. 이제 하루 세끼 규칙적인 식사와 식사행동 일기 작성은 이 치료가 끝날 때까지 하루도 빼놓지 않고 계속해야 하는 일입니다. 흔들릴 때마다 다시 이 단계로 돌아와 다시 시작해야 합니다.

식사행동 일기와 함께 식사계획을 세우십시오. 막연하게 얼마를 먹을지 몰라 두려워하지 말고 내일 먹을 것을 대략적으로 계획을 세워 먹도록 하십시오. 그러면 두려움도 훨씬 줄어들 것입니다. 하루 세끼 규칙적인 식사를 함으로써 여러분은 생활습관이나 선호도에 따라 식사계획을 다양하게 짤 수도 있습니다. 즉, 하루에 섭취할 총 열량을 가지고 하루 세끼 식사와 두세 번의 간식으로 나누어 짤 수도 있고 하루 세끼 식사만으로도 짤 수 있습니다. 하루 세끼 식사도 아침, 점심, 저녁에 따라 열량의 분포를 적절하게 나눌 수 있습니다. 그러나 가능하면 균등한 분포가 좋습니다. 음식의 구성은 탄수화물 60~65%, 단백질 10~15%, 지방 20%의 비율이 좋습니다. 열량에 따른 식단의 예는 저희 홈페이지에서 찾아보실 수 있습니다.

✌ 잠깐만! 세끼 식사를 하는 데 도움이 되는 것

- 미리 식사시간을 정해 놓고 그 시간이 되면 식사를 합니다. 이때 배고프고 안 고프고는 무시되어야 합니다. 자신이 가장 규칙적으로 하기 쉬운 식사부터(예를 들어, 학생이나 직장인의 경우는 점심) 해 나가기 시작하는 것도 도움이 됩니다.
- 식사와 식사 사이의 간격이 4~5시간 이상 되지 않도록 하십시오. 만약 식사시간이 그 이상 벌어질 경우에는 간식을 준비하도록 하십시오. 속이 빈 것 같은 느낌도 여러분에게 폭식을 유발한다는 사실을 잘 알고 있어야 합니다.
- 계획한 음식 이외에는 가능한 한 먹지 않도록 노력하십시오. 자신이 정해 놓은 규칙이 흔들리기 시작하면 '이왕 깨진 것 끝까지 가 버리자.' 하는 마음이 생기기 쉽습니다.
- 아직은 음식의 양보다는 규칙적으로 먹는 것이 더 중요한 단계입니다. 처음부터 양이 많다고 느껴지면 좀 더 적은 양에서 시작하여 점차 늘리는 것도 한 방법입니다. 그러나 너무 적은 양은 결국 다이어트, 즉 제한이 되고 이것은 폭식의 원인이 된다는 것을 명심하여야 합니다.
- 많은 경우 규칙적인 식사를 시작하면 배가 나오거나 거북스러움을 호소합니다. 이것은 그동안 제대로 식사를 하지 않아 위장관의 기능이 떨어졌거나, 자신의 신경이 전부 배로 가 있기 때문입니다. 그러나 다른 사람들도 식사를 하면 배가 나오고 모든 음식은 위에서 2~4시간이 지나면 모두 소화가 되어 내려간다는 사실을 믿으십시오. 이런 경우에는 다른 몰두할 수 있는 일을 미리 계획하는 것이 도움이 됩니다.

2. 강제식사의 목표

강제식사의 최종 목표는 평생 동안 할 수 있는 다이어트입니다. 현대는 '좋지 않은 환경(toxic environment)' 에 둘러싸여 있습니다. 즉, 맛있게 먹을 수 있는 음식을 쉽게 접할 수 있고, 편리함이라는 가면을 쓰고 가능한 한 움직이지 않는 것이 좋은 것으로 여기고 있어 그대로 살아간다면 체중은 증가할 수밖에 없을 것입니다. 실제로 미국의 경우는 최근 10년 사이에 신체질량지수 30 이상의 비만 인구가 배가 되었다고 합니다. 인간의 역사는 열악해서 못 먹고 살았기 때문에 먹지 못하는 것에 대해서는 잘 극복할 수 있도록 생리적으로 발달되어 있으나, 잘 먹고 살아 본 경험이 없어 잘 먹고 에너지가 남는 상황에 대해서는 몸이 어떻게 대응해야 할지에 대해서는 발달되어 있지 못합니다. 이런 상황에서 건강한 생활을 위해서는 다이어트는 절대적으로 필요합니다. 그러나 짧은 시간 동안은 행복을 가져다주는 것처럼 보이지만 곧 더 힘든 결과를 가져다주는 자기 파괴적(self-destructive) 다이어트가 아닌 평생을 통해 가능한 자기 발전적(self-improving) 다이어트가 필요합니다. 평생 할 수 있는 다이어트는 다음과 같습니다.

- 자연스러운 체중(natural weight)을 유지하는 다이어트: 자연스러운 체중이란 신체질량지수에 의한 표준 체중과 같은 일괄적인 통계적 체중이 아닌, 적극적인 체중조절 노력 없이 건강한 식사와 건강한 생활을 통해 2년 이상 유지된 체중을 의미합니다.
- 건강한 식사(healthy diet): 규칙적으로 적당량을 균형 있고 맛있고 즐겁게 어울려서 먹는 것을 의미합니다.
- 건강한 운동: 일일 10,000보 이상의 활동량을 유지하는 활동 수준을 의미합니다.

3. 강제식사를 할 때 주의할 점

강제식사를 시작해서 이것이 잘 되면 음식에 대한 생각도 줄고 마음도 안정되어 한숨 돌릴 수 있게 됩니다. 이렇게 되면 여러분은 자신도 모르게 다시 시작하는 것이 있습니다. 바로 제한입니다. 여러분은 아직도 체중감소를 원하고 있고, 또 살이 찔 것에 대한 두려움이 있으며, 먹지 않아야 좋은 것이라는 믿음을 굳게 가지고 있기 때문에 조금씩 다시 제한으로 되돌아간다는 것입니다. 이런 유혹과 싸워야 합니다. 이것은 또다시 폭식을 가져올 것이기 때문입니다.

식사계획 1: 영양소 균형 맞추기

1. 영양소별 필요량

어떤 영양소가 너무 많거나 모자라면 몸은 제대로 기능하지 못합니다. 어떤 특정 음식만 먹어야, 또는 어떤 특정 음식을 먹지 않아야 체중이 빠진다고는 믿지 마십시오. 이러한 방법은 반드시 실패하게 마련입니다. 지나치게만 먹지 않는다면 어떤 음식도 다이어트 식단에 포함될 수 있습니다.

한국영양학회에서는 하루 필요 열량 중 영양소 배분을 탄수화물 65%, 단백질 15%, 지방 20% 범위로 권장하고 있습니다. 식품 피라미드에 있는 음식들의 비율대로 다양한 식품을 먹어 보도록 노력해 보십시오. 이러한 시도는 체중을 감량하는 첫 단계입니다.

2. 영양소별 역할

1) 탄수화물

우리가 먹는 식품 중에서 탄수화물은 60% 이상을 차지합니다. 탄수화물은 음식에서 단맛을 내는 것 이외에 중요한 에너지의 공급원으로서 우리가 하루 동안 사용하는 에너지의 40~80%를 공급해 줍니다. 특히, 뇌와 신경조직이 사용하는 에너지를 공급하는 중요한 일을 합니다. 또한 에너지 공급의 주된 형태는 대부분 포도당입니다. 그러나 충분한 탄수화물을 섭취하지 않을 경우에는 포도당의 공급이 불충분해져서 체단백질의 분해로부터 얻을 수밖에 없습니다. 즉, 근육을 사용하여 포도당을 얻는다는 말입니다. 탄수화물을 적게 섭취한다면 우리 몸의 근육량은 점점 줄어들 수 있습니다. 하지만 우리나라의 정상적인 균형 식사에서는 이러한 부작용을 충분히 방지할 수 있습니다.

※ 들어 있는 식품: 곡류 및 전분류가 이에 속하며 과일류도 해당됩니다.

2) 지방

지방은 에너지원이면서 우리 몸에 있는 세포의 세포막을 구성하는 중요 영양소입니다. 그리고 장기를 보호하고 체온을 조절합니다. 모든 고기류에 포함된 약간의 지방은 오히려 식사 후의 포만감에 중요한 역할을 합니다. 지방은 탄수화물이나 단백질보다 위에서 늦게 소화되므로 식사 후에도 몇 시간 동안 포만감을 줄 수 있습니다. 따라서 지방을 아예 먹지 않는다면 아마 우리는 하루 종일 배고픔을 쉽게 느낄 것입니다. 또한 지방은 음식에 독특한 질감을 주고 향미를 주는 물질이 대부분 지질에 녹아 있어 맛과 향미를 증진시키는 데 기여합니다. 그러므로 지방을 너무 줄인다면 맛있게 먹을 수 있는 음식도 맛이 없게 느껴질 수도 있습니다. 적당한 양의 지방 섭취는 오히려 다이어트에 도움이 됩니다.

※ 들어 있는 식품: 식물성유지, 동물성유지, 버터, 견과류

3) 단백질

단백질은 우리 몸에서 물 다음으로 가장 많은 성분입니다. 단백질은 성장과 유지에 관여하는 호르몬, 신경전달 물질 등의 생체조절 물질들을 구성합니다. 또한 모든 신체 조직의 성장과 유지에 매우 중요한 역할을 합니다. 특히, 성장기, 임신 및 수유기에는 단백질이 많이 요구되며, 일단 형성된 체구성 단백질이라도 계속적으로 퇴화되고 재생되어야 하므로 매일 단백질이 공급되어야 합니다. 그리고 체내의 수분과 산염기의 균형을 유지합니다. 이것 말고도 단백질은 탄수화물이 부족한 경우 포도당을 공급하기 위하여 여러 가지 대사과정을 거쳐 포도당을 합성합니다. 단백질을 충분히 섭취해 주어

야 다이어트 시 영양에 무리가 없습니다. 그러나 단백질을 공급하는 식품(고기, 생선, 가금류 등)은 지방질 함량 또한 높은 경우가 많기 때문에 비만한 사람에게는 지방 섭취를 줄이기 위한 조리방법이 필요합니다.

※ 들어 있는 식품: 육류, 생선, 달걀, 콩류

4) 비타민

비타민은 필수 영양소로서 대사조절과 에너지의 전환에 필요합니다. 효소작용에 도움을 주거나 화학반응에 촉매작용을 하는 것도 있습니다. 식품 구성탑의 식사 지침과 같은 균형적인 식사를 한다면 무기질과 비타민이 적절히 공급되기 때문에 건강식품점에서 고용량의 무기질, 비타민제를 구입하여 복용할 필요는 없습니다.

※ 들어 있는 식품: 과일 및 야채, 곡류 및 동물성 간유 및 난황

5) 무기질

우리 몸에는 60여 종의 무기질이 있으며, 우리 몸에서 여러 가지 기능을 합니다. 대부분 미량이지만 결핍될 경우, 문제를 일으킬 수 있습니다. 예컨대, 체중의 1조 분의 2를 차지하는 코발트의 결핍은 체중의 2%를 차지하는 칼슘의 결핍보다 더 심각한 문제를 일으킵니다. 무기질의 기능은 조직의 성장, 근육 수축, 수분의 균형 유지에 도움을 주며 세포의 산-염기 균형을 유지시키고 많은 생물학적 반응을 일으킵니다.

※ 들어 있는 식품: 우유 , 육류 , 생선

6) 수분

물은 가끔 영양소로서의 중요성을 인정받지 못하나 체내에서 생명에 필수적인 역할을 수행합니다. 물은 우리 몸의 약 60%를 구성하며 몸 안의 모든 세포가 물을 필요로 합니다. 정상적인 식사를 하는 경우 1일 1l 이상 혹은 1kcal당 1ml 이상의 수분이 요구됩니다. 예컨대, 하루에 2,000kcal를 섭취하

는 경우 물을 2,000ml(8～10컵) 마셔야 합니다.

단, 저열량 식사를 하는 경우에는 에너지원의 공급을 위하여 단백질이 분해되면서 생성되는 질소산물이 증가되므로 이를 배설하기 위해서는 충분한 양의 수분이 더 필요합니다.

유지, 견과 및 당류(가능한 적게 사용)
- 식물성 기름 1작은술(5g)
- 버터 1작은술(6g)
- 설탕 1큰술(12g)

우유 및 유제품(1회)
- 우유 1컵(200g)
- 요구르트 1컵
- 치즈 2장
- 아이스크림 1/2컵

고기, 생선, 달걀 및 콩류(4～5회)
- 육류(60g)
- 생선(70g)
- 계란 1개
- 콩(20g)
- 두부(80g)

채소류 과일류(6～7회)
- 생야채(60g)
- 김치(60g)
- 과일(100g)
- 과일주스(1/2컵)

곡류 및 전분류(4～5회)
- 밥 1공기(210g)
- 국수 1대접(건면 90g)
- 식빵 3쪽(100g)

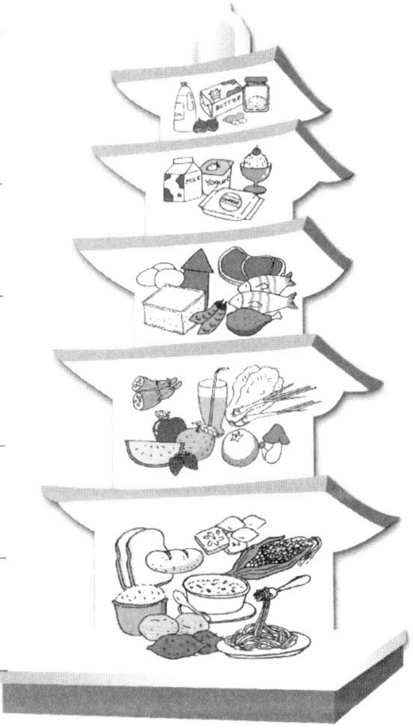

[식품 구성탑]

식사계획 2: 식단 짜기

1. 다양한 종류의 음식 먹기

매일 이전에는 잘 먹지 않았던 색다른 과일이나 채소를 먹도록 시도해 보세요. 그리고 그것을 요리하는 다양한 요리법도 알아봅시다. 가능하면 여러 종류의 음식책을 준비하여 칼로리, 지방, 소금, 콜레스테롤 등은 줄이고 섬유소는 늘려 맛있는 식사를 구성하는 방법을 찾도록 하십시오. 한 종류의 음식만 먹는 원푸드 다이어트나 자기가 좋아하는 음식만 고집하는 식사방법은 결코 몸에 필요한 모든 영양분을 공급해 줄 수 없습니다. 다양한 음식을 먹도록 하십시오.

2. 간식 넣기

간식은 적절하게만 사용되면 공복감을 덜어 주어 이후에 과식을 하지 않도록 해 주며, 식사 시에 충분히 섭취하지 못했던 영양소를 공급해 주고 무엇보다도 정서적으로 만족감을 줄 수 있습니다. 간식은 무리하게 참지 말고 200~300kcal 이내가 되도록 계획합니다.

간식의 종류는 과일이나 신선한 채소와 같은 것을 먹는 것이 좋으나, 아이스크림과 같이 달면서 칼로리가 높은 것이 먹고 싶으면 요일을 정하거나 운동한 날만 먹도록 합시다.

3. 식단의 기본 형태

주식＋국＋주찬＋부찬＋김치로 식단의 기본 형태를 구성합니다. 우리나라 식사의 기본 형태에도 맞고, 영양적 필요도 만족시켜 줄 수 있는 식단의 기본 형태를 정리해 보면 다음과 같습니다.

기본 형태	식품의 종류	주요 영양소
주식	곡류	탄수화물
국	고기, 생선, 달걀, 두부, 채소	단백질, 비타민, 무기질
주찬	고기, 생선, 달걀, 두부, 콩, 채소	단백질
부찬	채소(해조류)	비타민, 무기질
김치	채소	비타민, 무기질
후식 · 간식	우유, 과일	칼슘, 비타민, 무기질
양념	기름, 장류, 설탕	지방, 탄수화물

4. 식단의 배합 방법

식단의 기본형태가 정해지면, 각각의 기본 형태에 대한 음식을 정해야 하는데 먼저 기본 종류를 정하고, 그다음 실제 음식을 결정합니다.

기본 형태	기본 종류	실제 음식
주식	밥, 면, 빵…	보리밥, 콩밥…
국	고깃국, 생선국, 된장국…	쇠고깃국, 생선매운탕…
주찬	쇠고기, 돼지고기…	불고기, 돼지고기장조림…
부찬	생채, 숙채, 샐러드, 볶음, 조림…	오이생채, 쑥갓나물, 과일샐러드…

식사계획 3: 얼마나 먹어야 할까요?

얼마나 먹어야 할까요? 열량별로 알아봅시다.

〈열량에 따른 식품군별 교환 단위 수*〉

열량 (kcal)	곡류군	어육류군		채소군	지방군	우유군	과일군
		저지방	중지방				
1,200	5	1	3	6	3	1	1
1,300	6	1	3	6	3	1	1
1,400	7	1	3	6	3	1	1
1,500	7	2	3	6	3	1	2
1,600	8	2	3	6	3	1	2
1,700	8	2	3	6	3	2	2
1,800	8	2	3	7	4	2	2
1,900	9	2	3	7	4	2	2
2,000	10	2	3	7	4	2	2
2,100	10	2	4	7	4	2	2
2,200	11	2	4	7	4	2	2

* **교환 단위 수**: 같은 식품군 내에서는 영양소가 비슷하므로 열량이 동일하면 서로 바꾸어 먹을 수 있고 이렇게 같은 열량을 내는 식품의 무게를 정해 놓은 것을 교환 단위라고 합니다. 예를 들어, 같은 곡류군에 속하는 밥 70mg(1/3공기)와 식빵 35mg(1조각)이 곡류군 1교환 단위이고 이 둘은 서로 바꾸어 먹을 수 있습니다. 식품교환표는 인터넷에서 다운받아 사용할 수 있습니다.

〈실제 1800kcal를 교환 단위 수로 분배했을 때의 예시〉

식품군	총 교환 단위 수	아침	점심	저녁	간식
곡류군	8	2	3	3	
어육류군	5	1.5	2	1.5	
채소군	7	2	3	2	
지방군	4	1	1.5	1.5	
우유군	2				2
과일군	2				2

- 곡류군의 예: 아침 2단위 = 식빵 2쪽 / 밥 2/3공기
- 어육류군의 예: 점심 2단위 = 불고기 80g / 조기 중간 크기 1마리(100g) / 두부 큰 것 2쪽(160g) / 달걀 2개
- 우유군의 예: 우유 2봉 / 두유(안단 것) 2봉 / 분유 50g
- 과일군의 예: 사과 1개 / 딸기 300g / 토마토 큰 것 2개(250g) / 바나나 1개 (120g)

Q & A: 세끼 식사의 어려운 점

Q: 맛있는 다른 음식을 먹고 싶어 만족스럽지 않다.

A: 하루 세끼 식사를 했더니 허전한 느낌이 든다는 분이 많습니다. 이는 그동안 계속 제한을 했기 때문에 오는 느낌입니다. 그럼에도 꾸준히 몇 달을 계속 유지하면 허전함이 채워지고 처음에는 맛이 없던 밥도 맛있게 느껴질 것입니다. 먹을 때는 다른 사람들과 어울려서 대화하면서 먹고, 좋아하는 음식 이외에도 영양소별로 이제까지 잘 먹지 않았던 새로운 음식도 시도해 보십시오. 그리고 식사 후에도 폭식 욕구가 올라올 때는

이후에 다룰 대체행동으로 극복해 봅시다.

Q: 음식을 챙겨 먹는 것이 귀찮다.

A: '귀찮음' 은 적극적으로 극복해야 할 대상입니다. 미리 식사시간과 식사 계획을 세워서 지키도록 노력해 보십시오.

Q: 상황적인 제약이 많아, 식사시간을 잘 맞출 수 없어서 규칙적인 식사를 할 수 없다.

A: 규칙적인 식사는 시간적인 노력도 함께 필요한 일입니다. 노력하면 대부분의 경우 해결될 수 있으므로, '처방' 이라고 생각하고 지키도록 노력하십시오. 식습관을 포함한 생활이 바뀌지 않으면 다시 반복됩니다.

Q: 아침을 먹기가 너무 힘들다.

A: 아침식사는 식사를 정상화시키는 데 특별한 역할을 합니다. 아침식사는 하루의 신진대사를 증가시키는 역할을 한다고 알려져 있습니다. 그 결과로서 아침을 먹지 않을 때보다 아침을 먹기 시작하면 점심 가까이에 더 배가 고픈 것을 느끼게 됩니다.

식사행동 일기

월 일 요일

시간	장소	음식 종류	음식량	동반된 생각 및 감정

식사행동 일기 예

월 일 요일

시간	장소	음식 종류	음식량	동반된 생각, 감정
8:00	집	쌀밥 된장찌개 갈치조림 감자볶음 김	1공기 조금 약간 소 1접시 2장	오랜만에 아침밥을 챙겨 먹음. 속이 좀 더부룩하기는 하지만, 그래야 회사 가서 중간에 군것질을 하지 않을 것 같아 먹음.
10:00	회사	허브차 1잔		
12:00	가게	아이스크림 (키위 셔벗)	1컵	역시나 밥을 안 먹으니까 다른 것들이 계속 땡긴다. 한국인은 밥이 최고라는 생각이 듦. 다음부터는 꼭 밥을 먹고 이동하는 게 좋을 것 같다. 밥 먹자! 밥!!
12:40	회사	크림롤(슈크림) 저지방우유 옥수수식빵 딸기잼	3개 100ml 2개 1스푼	
3:00	회사	허브차(잎) 크림롤(슈크림)	1잔 1개	
5:30	회사	라면	컵 1개 (소)	날씨가 추워서 나가기가 귀찮아 그냥 매점에서 사 먹음.
11:00	집	요플레	2개	저녁을 일찍 먹었더니 출출해서 참다가 먹고 잠.

식사계획표

시간	음식 종류	음식량	추정 kcal	기타
아침				
간식				
점심				
간식				
저녁				
간식				

3 행동 바꾸기

행동의 ABC 이해하기

바람직하지 못한 행동을 바꾸기 위해서는 행동이 일어나게 된 상황이나 그때 일어난 행동 그리고 행동이 일어난 후의 결과들을 잘 살펴보아야 합니다. 과식이나 폭식을 포함하여 우리가 가지고 있는 습관적인 행동은 다음의 세 가지 요소로 나누어 볼 수 있습니다.

A: 선행사건 또는 상황(Antecedent)

B: 행동 그 자체(Behavior)

C: 행동의 결과(Consequences)

간단한 예를 통해 알아볼까요?

영희는 거실에 신문을 찾으러 갔다가 탁자 위에 놓인 도넛을 발견했습니다. 도넛은 너무 맛있게 보여서 영희를 유혹하기에 충분했고, 영희는 그것을 먹기로 결정했습니다. 그리고 너무 맛있게 그것을 먹었지요.

영희 행동의 ABC
A: 거실 탁자 위의 도넛을 본 상황
B: 실제로 도넛을 먹은 것
C: 도넛이 맛있어 즐거움을 느낌

상황(자극) 바꾸기

1. 취약한 상황을 찾아보기

여러분에게 과식이나 폭식을 부추기는 상황은 어떤 상황인가요? 아니면 자꾸 굶고 싶고 다이어트를 하도록 부추기는 상황은 어떤 상황인가요? 일주일 동안의 일을 떠올리면서 구체적으로 생각해 보세요.

어떤 사람은 혼자 있는 상황이면 따분하고 외로워서 과식을 많이 한다는 사람도 있고, 가족과 싸웠을 때, 친구와 사이가 좋지 않을 때 많이 먹고 화가 나는 감정을 푼다는 사람도 있습니다. 또는 외식하러 가는 상황만 되면 주체할 수 없이 먹게 된다는 사람도 있을 것입니다.

이렇게 각자에게 취약한 상황은 모두 다를 수 있습니다. 여러분에게 취약한 상황은 어떤 상황일까요? 최근 한 달을 생각해 보면서 적어 보세요.

〈나에게 취약한 상황〉

1. ______________________________
2. ______________________________
3. ______________________________

2. 상황에 대처하기

1) 상황(자극)을 피하기

빵집 앞을 지나가는 것이 항상 문제라고요? 그러면 빵집이 없는 다른 길을 선택해서 가는 방법을 시도해 보세요. 혼자 있으면 항상 먹게 된다고요? 그러면 되도록 혼자 있는 시간을 피하고 친구나 가족과 있는 시간을 만들어 보세요. 그리고 혼자 있을 시간이 되면 아예 빈집에 들어가지 않기로 해 보세요.

이때 중요한 것은 그 상황을 피하는 대신 항상 대안적인 좋은 상황을 마련해 놓는 것이 좋다는 것입니다. 빵집 앞을 지나가는 것을 피하려고 피자집 앞을 지나가는 길을 선택한다면 전혀 소용이 없겠지요?

미리 폭식이나 과식을 일으킬 만한 상황을 조절하려는 시도를 해 보세요. 열 번에 한 번이라도 성공한다면 그것이 바로 시작이라는 것을 잊지 마십시오.

2) 상황(자극)을 차단하기

'우리 집은 항상 먹을 것이 넘쳐서 안 먹을 수가 없어요.' 라고 이야기하는 분이 간혹 있습니다. 눈에 보이는 곳곳에 과자며 간식거리가 있다면, 당연히 그 유혹을 견디기는 더욱 어렵겠지요? 이러한 상황을 차단하기 위해 집안의 음식들을 눈에 보이는 곳에서 치우도록 노력해 보세요. 그리고 가족과 상의해서 자신의 간식은 식구들 것과 따로 보관해서 정해진 간식만 먹을 수 있도록 하는 시도도 바람직합니다.

무조건 피할 수 없는 상황이라면 취약한 상황을 미리 적극적으로 차단하는 지혜도 필요합니다.

3) 시간, 장소, 활동을 통제하기

먹는 것에 대한 가장 흔한 자극 중 대부분은 시간, 장소, 활동과 관련되어 있습니다. 하루 동안 특정 시간만 되면 먹고 싶은 생각이 든다거나, 어떤 장소에만 있으면(예컨대, 안락의자에만 앉으면), 또는 어떤 활동만 하면(책을 읽거나 TV를 볼 때) 먹고 싶은 생각이 들 수 있습니다. 그리고 이러한 상황이 일어나면 생리적인 배고픔과는 전혀 상관없이 먹고 싶은 욕구를 느끼게 됩니다.

처음 몇 번은 먹고 싶기는 해도 안 먹을 수 있지만, 계속 이러한 경험이 반복되고 나면 거의 자동적으로 먹기 쉽습니다.

구체적인 장소를 정해 두기 집이나 사무실에서 먹는 장소를 정해 두고 그 장소가 아닌 곳에서는 어떤 것도 먹지 않는 것입니다. 그래서 먹는 것을 촉발하는 장소와 먹는 행동의 연결고리를 끊는 것이 중요합니다.

매일 같은 시간에 먹기 불규칙하고 계획되어 있지 않은 시간에 먹는 것은 느끼는 것보다 훨씬 많은 칼로리를 섭취하게 됩니다. 먹는 시간을 계획해 놓고 지키도록 노력해 보십시오. 그리고 특정 시간마다 먹고 싶은 욕구를 느낀다면 그 시간을 간식시간으로 정해 놓고 적당한 간식을 먹도록 계획하는 것이 더 효과적입니다.

먹는 동안에는 다른 일 하지 않기 TV를 보면서 과자 한 봉지를 다 먹어 본 적이 있습니까? 신문을 읽으면서 모닝커피와 도넛 세 개를 한꺼번에 먹은 적이 있습니까? TV를 보는 것, 읽는 것, 전화로 이야기하는 것 등은 먹는 것에 대한 자극이 될 수 있습니다. 음식과 이러한 활동 간에 연합이 단단히 생길 때, 생리적으로 배가 고프지 않아도 먹고 싶어집니다.

먹는 동안에는 다른 일을 하지 마십시오. 먹기만 하면 덜 먹을 수 있습니다. 왜냐하면 다른 일을 하면서 자동적으로 먹게 되지는 않기 때문입니다. 그리고 주의가 분산되지 않으므로, 음식의 맛을 더 잘 느낄 수 있고 음식을 더 즐기면서 먹을 수 있습니다. 먹는 것에 대하여 외적인 자극에 반응하지 말고 배고플 때 내적인 자극에 반응하는 습관을 가져야 합니다.

〈위의 방법으로 취약한 상황들을 조절할 수 있는 방법을 기록해 보세요.〉

1. ______________________________
2. ______________________________
3. ______________________________

행동 바꾸기: 대체행동 마련하기

상황을 조절하는 방법도 유용할 수 있지만, 우리가 살고 있는 세상에서 일어나는 모든 상황을 조절한다는 것은 불가능한 일입니다. 어쩔 수 없이 대처해야 하는 상황, 피해 갈 수 없고 결국 부딪쳐야 한다면, 그런 상황에 대처하는 나의 행동을 바꾸어 보세요. 그런 방법 중 하나가 폭식 대신 마련된 행동을 함으로써 폭식을 줄여 주는 대체행동을 이용하는 방법입니다.

1. 대체행동 마련과 실시에 유의해야 할 사항

- 대체행동은 미리 마련되어서 언제든지 즉각적으로 사용될 수 있게 준비되어 있어야 합니다.
- 대체행동은 각자에게 폭식에 대한 갈망을 이길 정도로 매력적인 행동이어야 합니다.
- 아무리 좋은 대체행동이라도 사용할 수 없는 것은 의미가 없습니다. 현실적으로 항상 어디서든 사용 가능한 것일수록 좋습니다.
- 대체행동은 폭식에 대한 욕구가 최고조에 올라갔을 때 사용하는 것보다는 그런 징후가 나타나기 시작할 때 사용하는 것이 효과적입니다.
- 대체행동은 하나만 마련하지 말고 여러 가지(적어도 5가지)를 마련해서

한 가지가 되지 않으면 바로 다음 것을 이용할 수 있어야 합니다. 가능한 한 명함 크기의 작은 종이에 대체행동을 적어 항상 가지고 다니면서 사용하면 더 효과적입니다.

이제 여러분 각자가 효과적으로 이용할 수 있는 대체행동을 적어 보도록 하십시오. 그리고 그것을 어떻게 이용할 것인지 세부적인 계획을 짜서 당장이라도 사용할 수 있도록 준비하십시오. 머릿속에만 준비된 대체행동은 진정한 대체행동이 아닙니다.

2. 폭식에 대한 대체행동

- 친구에게 전화를 한다.
- 대청소를 포함한 빨래 등의 집안일을 하든지, 뭔가 정리를 한다.
- 이를 닦거나 목욕, 샤워를 한다.
- 산책을 한다.
- 부엌 밖에서 먹는 것과 관련 없는 행동을 한다. 부엌에 들어가지 않는다.
- 명상이나 이완 운동을 한다.
- TV를 보거나 책을 읽음으로써 주의를 다른 곳으로 돌린다.
- 교훈적이거나 긍정적인 무언가를 읽는다.
- 영화를 보거나 놀러 나간다.
- 컴퓨터나 인터넷 채팅을 한다.
- 음악을 듣거나 음악에 맞춰 춤을 춘다. 연주를 하는 것도 좋다.
- 매니큐어를 바르거나 머리를 치장한다.
- 가만히 앉아서 내가 왜 폭식을 하려고 하는지 진짜 이유를 생각해 본다.
- 폭식을 하는 대신에, 폭식하고 싶은 음식을 다 적어 이를 태워 버린다.
- 오래된 편지와 앨범을 꺼내 본다.
- ____________________

- ____________________
- ____________________

결과 바꾸기: 보상 주기

이제 대체행동을 사용하는 방법을 아셨지요? 중요한 것은 '열 번 중 한 번이라도 성공했다면 그것은 큰 소득이다.' 하는 마음을 갖는 것입니다.

보통 결과를 바꾸는 방법에는 보상과 처벌 두 가지 방법이 있습니다. 그러나 처벌은 여러 가지 부작용이 많으므로 보통 보상을 많이 사용합니다. 보상이라는 것은 행동의 결과로 주어지는 긍정적인 사건을 말합니다. 그것은 물질적인 것일 수도 있고 정신적인 것일 수도 있습니다. 어떤 행동에 대하여 보상을 받으면 받을수록 다시 그 행동을 할 가능성이 높아집니다. 그래서 보상이 중요한 것입니다. 보상은 다른 사람에 의해서만 주어질 수 있는 것은 아닙니다. 자신이 스스로에게도 줄 수 있습니다.

상황을 잘 조절했을 때, 또는 대체행동을 시도했을 때 스스로에게 칭찬을 해 보십시오. 또는 폭식을 하지 않았다면, 그 돈을 적립하여 본인에게 필요한 물건을 스스로 선물해 보십시오. 이러한 보상 방법은 할 수 있다는 자신감을 더해 줄 뿐만 아니라, 계속 노력을 지속시켜 주는 힘이 됩니다.

〈나에게 주는 보상〉

1. ____________________
2. ____________________
3. ____________________

주간 행동 기록지

날짜 / ABC	/	/	/	/	/	/	/
상황 조절하기							
대체행동							
보상 주기							

4 다이어트 알아보기

여러분은 일주일 동안 식사행동 일기도 쓰고, 어렵게 하루 세끼 식사도 하면서 이제 막 변화의 입구에 서기 시작하셨습니다. 많이 힘드시지요? 수고하셨습니다.

이렇게 하면 변할 수 있을까 하는 의문도 생기고, 게다가 자꾸 다시 돌아가고 싶은 유혹도 느껴지고, 폭식이 해결해 주던 것을 얻을 수 없으니 무엇인가 빈 것 같기도 하고, 해야 할 것을 하지 못한 것 같기도 하는 느낌이 들 것입니다.

그렇습니다. 변화에 대한 두려움과 저항이 당신의 노력을 무력화시키려 하고 있지요. 그러면 일주일 동안 지내면서 힘들었던 점에 대해 하나씩 다시 논의하면서 이번 시간에는 이에 대한 더 적극적인 생각의 변화와 대책을 논의해 보기로 하겠습니다.

다이어트의 득과 실

식사를 제한하는 다이어트의 득과 실을 따져 봅시다. 체중을 줄이기 위해 시도했던 다이어트를 경험하면서 느꼈던 다이어트의 득과 실을 정리해 보십시오. 다이어트를 하면서 치뤄야 했던 대가와 그로 인해 얻었던 이득을 정리해 봅시다.

이득	손실

다이어트의 영향

1. 식사를 제한하는 다이어트를 하면 포도당과 지방의 대사에 변화가 생겨 신체는 들어온 영양소를 저장하려는 경향을 갖게 됩니다. 쥐 실험에서도 같은 양을 세 번 나누어 먹인 쥐보다 두 번에 나누어 먹인 쥐가 지방을 생성하는 과정이 강화되고, 지방과 포도당의 흡수가 빠르며, 체내의 지방이 증가한다는 것을 보고하고 있습니다. 이 실험은 사람도 적은 양을 섭취하거나 식사를 건너뛸 경우에 기초대사량이 저하되어 체중이 더 쉽게 증가한다는 것을 암시하고 있습니다.

2. 음식에 대한 집착과 먹고 싶은 욕구가 높아지면서 폭식이 생기게 됩니다. 다이어트를 위해 음식을 제한한 사람 중의 30~50%가 폭식을 경험합니다. 다음은 폭식이 발생하는 전형적인 시나리오입니다.

이상적인 신체 사이즈와 체형을 만들기 위해서 식사제한을 했습니다. 그러다 보니 음식에 대한 집착이 늘어나고 먹고 싶은 욕구가 많이 생기기 시작했습니다. 이러한 욕구가 의도하지 않은 상황에서 결국 평소보다 더 많이 먹게 되었습니다. 과식에다가 그동안의 신체 내 대사의 변화가 체중증가를 부채질하기 시작했고, 그럴수록 더 강하게 먹을 것을 제한하면서 악순환을 겪었습니다. 과식이 더 자주 있게 되고 양도 더 많아지면서 폭식이 습관처럼 되어 버렸고 배가 부른 신호는 무시되고 위장이 가득 찰 때까지 먹게 되었습니다. 폭식의 패턴이 반복될수록 폭식은 다양한 상황에서 반복되었고 이제는 제한과 관련 없는 여러 상황에서 터지게 되었습니다. 그러면 그럴수록 더 조절할 수 없다는 느낌에 사로잡히게 됩니다.

3. 먹고 난 후에도 포만감이 느껴지지 않습니다.

4. 식사를 건너뛰는 것은 다음 식사 시에 과식을 하는 원인이 됩니다. 이렇게 먹는 양은 규칙적으로 하루 동안 식사를 하는 양보다 결과적으로 더 높은 칼로리를 섭취하는 경우가 많습니다. 이렇게 하루에 한두 번 먹지만, 먹을 때마다 과식을 하는 습관이 장기화되면 비만의 위험을 증가시키고 체내 지방의 비율을 높이며, 높은 콜레스테롤 수치와 심장병, 당뇨병에 걸릴 위험을 높입니다.

5. 배고픔과 배부름의 자연스러운 생리적인 조절이 깨집니다.

6. 다이어트로 줄인 체중은 다음 몇 달 동안 또는 결국 1～3년 사이에 다시 돌아옵니다. 일부 연구에서는 이전 체중보다 10% 이상이 더 늘어난다는 결과도 있습니다.

7. 다이어트로 줄인 체중을 계속 유지하기 위해서는 여전히 계속 먹지 않

아야 유지될 수 있습니다. 먹는 것을 많이 줄이는 다이어트로 얻은 체중은 영구적으로 계속 굶지 않는 한, 감소된 체중은 유지될 수 없습니다. 그러나 그러한 식사제한은 폭식을 불러오며, 체중의 증감을 계속 반복하게 만듭니다.

8. 체중 증감의 반복은 기초대사량을 더 낮추며, 체내의 지방을 증가시키고, 비만 자체보다 더 좋지 않은 건강상의 위험을 초래합니다.

건강한 식사의 실천

- 하루 세끼의 규칙적인 식사하기
- 적당한 양의 식사하기
- 영양적인 균형을 맞추어 골고루 다양하게 먹기
- 즐겁게 식사하기
- 다른 사람들과 어울려서 식사하기
- 먹을 때는 맛을 음미해 가며 천천히 맛있게 먹기

성공을 위한 도움말

1. 융통성 있게 한다: 너무 적게 먹으려 하지 마라

식사 지침에 너무 지나치게 매달리지 말고 식사계획에 융통성 있게 대처하기를 권합니다. 어떤 사람은 식사 지침에서 권하는 양 이하로 먹으려 합니다. 그러나 권장량 이하로 먹으면 자신이 적절하게 기능하는 데 필요한 영양분이 모자라게 되고, 결국은 음식에 대해 강박적으로 생각하게 되어 폭식에 대한 충동이 일어납니다.

2. 치료 초기에는 위험한 음식이나 상황을 피한다

효과적인 방법은 위험한 신호와 요인을 피하거나 제거하여 건강하지 못한 생각이나 느낌, 행동 등이 촉발되는 상황을 피하는 것입니다. 즉, 스트레스를 받으면 자동적으로 좋지 않은 식습관을 보이는 사람들은 유발요인이 되는 스트레스를 피하는 것이 도움이 될 수 있습니다. 이러한 위험한 신호나 요인은 다음과 같이 다양합니다.

- 정신적이고 정서적인 자극: 고통스러운 과거의 기억, 지루함, 비판받는 것 등
- 생리적인 상태: 심한 피곤, 긴장, 공복감 등
- 음식: 꿀, 팝콘, 아이스크림, 닭튀김 등
- 특정한 장소: 빵집을 지나가는 것, 집에 있는 것 등
- 여러 가지 상황: 마감에 맞추어 일을 끝내야 하는 것 등

주말 계획

주말 계획에는 여러분이 적절하게 선택할 수 있는 다양한 활동이 포함될 수 있습니다. 이 활동들은 일상의 균형과 틀을 제공해 줄 것입니다. 그러나 이것은 꼭 해야만 하는 절대적인 활동을 기술한 것은 아닙니다.

1. 식 사

일정한 시간 간격으로 하루 세 번의 식사계획을 적고 실천해 보세요. 그리고 계획에서 벗어나는 것이나 변경사항도 식사행동 일기에 적어 보십시오.

2. 지지체계

친구나 가족과 함께 지낼 계획을 짜는 것이 좋습니다.

3. 즐거움과 성공의 경험

여러분의 기분이 좋아질 수 있는 효과적인 방법은 자신의 일과에 즐거움과 성공의 기쁨을 느낄 수 있도록 계획을 짜는 것입니다.

- 일과에 자신이 좋아하는 활동을 적어도 한 가지 이상 포함시키십시오.
- 일과에 자신이 성공이나 성취감을 경험할 수 있는 활동을 적어도 한 가지 이상 포함시키십시오.

4. 이 완

바쁘거나 스트레스가 많은 날 이완할 수 있는 법을 배우십시오.

- 이완 테이프나 운동을 이용한 기존의 이완 기법(복식호흡법이나 좌선, 명상 등)을 이용할 수 있습니다.

- 하루 중 쉬는 시간에 음악을 듣거나 낮잠을 자는 것을 일과계획에 포함시키십시오.

5. 운 동

- 일상적인 운동에는 걷기, 조깅, 자전거 타기, 집안 청소, 정원 가꾸기, 운동부에 참석하기 등이 있습니다.
- 계획된 스포츠 활동에 참석하기

6. 자기 보상

자신이 목표를 성취하였을 때 스스로에게 줄 보상이나 즐거운 활동을 구상해 보십시오.

5 건강한 활동과 운동: 건강한 활동습관을 만들기 위한 전략

건강한 활동습관의 효과

1. 건강상의 효과

- 비만과 관련된 신체적인 많은 문제를 해결해 줍니다. 특히 심혈관계의 기능을 향상시켜 주며, 콜레스테롤 수치를 낮추어 주고, 고혈압, 당뇨, 골다공증을 지연시켜 주는 효과가 있습니다.
- 체중감소의 효과뿐 아니라, 감소된 체중을 유지시켜 주는 데 효과가 있습니다.
- 신체 구성의 변화를 일으키며 기초대사량을 증가시킵니다. 지방질의 비율은 낮아지고 근육질의 비율이 높아져 살이 잘 찌지 않는 체질로 변하게 됩니다.

2. 정서상의 효과

- 활동 수준의 증가는 불안과 긴장을 줄여 주고, 성공, 성취감을 통해서 자신감을 높여 줍니다.
- 스트레스의 해소에 좋은 대처방법이 될 수 있습니다. 특히, 폭식을 통해

스트레스를 해소해 온 사람들에게 운동은 스트레스의 감소와 긴장을 이완시키는 데 도움이 됩니다.

운동

1. 운동의 종류

운동에는 유산소 운동과 무산소 운동이 있습니다. 유산소 운동은 심폐 기능을 향상시키고 체중조절에 도움을 줍니다. 여기에는 걷기, 자전거 타기, 수영, 에어로빅, 춤, 조깅 등이 포함됩니다. 그리고 무산소 운동은 근육을 강화시키고 증가시키는 데 효과적이어서 장기적으로는 우리 몸이 사용하는 에너지 양이 늘어날 수 있습니다. 대표적으로 웨이트 트레이닝을 들 수 있습니다. 이 두 운동을 병행하는 것이 효과적입니다.

2. 운동의 강도

운동은 무조건 강하게 오래 할수록 효과가 좋은 것일까요? 아닙니다. 무수한 연구들이 체중조절에 있어서 이와는 반대의 결과를 보여 주고 있습니다. 열량을 소모하고 체중을 줄이기 위해서 너무 강도 높은 운동을 해야 하는 것은 아니라는 것입니다.

매일매일 규칙적으로 이루어지는 작은 변화들이 장기적으로는 체중에 많은 변화를 가져올 수 있습니다. 예를 들어, 항상 앉아 있다가 한 시간씩만 걷기로 결심한다면 여러분은 매일 240kcal를 사용할 수 있습니다. 그리고 이렇게 1년만 꾸준히 한다면, 먹는 양이 변하지 않는 한 여러분은 1년에 10kg을 줄일 수 있다는 계산이 나옵니다. 따라서 높은 강도의 운동을 단기간에 하는 것보다는 약한 강도의 운동이라도 장기간 동안 한다면 건강 면에서나 체중 조절 면에서 훨씬 효과적이라는 것이 여러 연구의 일관된 보고들입니다.

처음 운동을 시작할 때는 다음과 같은 지침을 따르는 것이 바람직합니다.

- 신체에 무리가 많이 가지 않는 운동을 선택하기(low-impact activities)
- 적은 양의 운동으로 시작하여 점차적으로 늘려 나가기
- 운동하고 있는 동안 최대 심장 박동 수의 65~85%를 유지하기
  ※최대 심장 박동 수 = 220-자신의 나이/1분 동안의 심장 박동 수
  ※1분 동안의 심장 박동 수를 재는 법: 6초 동안의 맥박을 재어 10을 곱함
- 15~45분 동안 운동을 지속하기
- 일주일에 2~4일 정도 운동하기

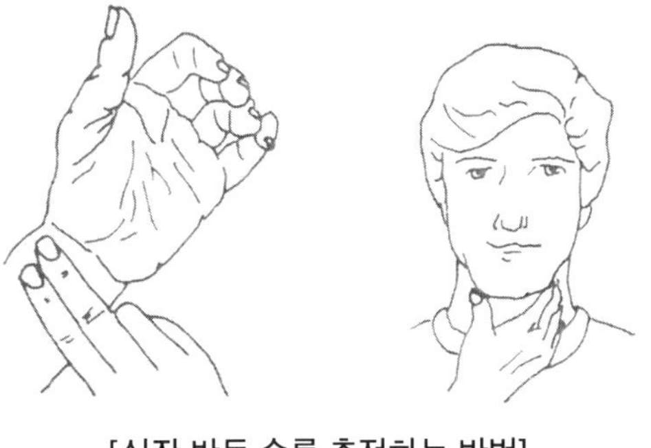

[심장 박동 수를 측정하는 방법]

자가 테스트: 지금 나는 적당한 강도로 운동을 하고 있는가?

운동을 하면서 숨이 막힐 것 같지 않고 약간 숨이 가쁘지만 상대방과 대화를 나눌 수 있다면 좋습니다. 숨이 가빠서 대화를 나눌 수 없다면, 운동 강도를 낮추십시오!

※ 주의: 이러한 수준 이상으로 운동 강도를 증가시키는 것은 신체적으로 해를 끼칠 수 있습니다.

여러분이 운동 프로그램을 시작한다면, 처음에는 운동 시간을 5~10분 정도로 시작하시고, 휴식기의 맥박보다 10~15 정도 더 빨리 뛰는 정도의 운동 강도로 하십시오. 그리고 일주일에 2~3일을 정해서 운동해 보세요. 그리고 시간과 빈도를 바람직한 범위까지 서서히 증가시켜 보십시오. 이러한 과정에 도달하는 데 10~12주 정도 계획하시는 것이 좋습니다.

지속적인 운동을 하기 위한 방법

운동을 오래 하지 못하고 작심삼일로 끝나는 이유는 대체로 운동이 일상생활에 무리하게 끼어들었거나 운동으로 인해 신체적 · 심리적 고통이 뒤따르기 때문입니다. 따라서 꾸준한 운동으로 이를 일상생활로 끌어들이기 위해서는 다음과 같은 내용을 참고할 필요가 있습니다.

1. 좋아하는 운동을 선택한다

운동을 체중조절을 위해 어쩔 수 없이 하는 숙제로 받아들일 경우 꾸준히 하기는 어렵습니다. 재미없고 기계적인 운동을 억지로 하기보다는 놀이나 취미활동으로 생각되는 운동, 그리고 잘할 수 있는 운동을 선택하는 것도 지혜로운 방법입니다.

2. 속도를 늦춘다

너무 높은 강도로 시작하거나 너무 빠르게 늘려 가는 것은 운동을 지속하는 데 주요한 방해요소가 됩니다. 운동은 한 번 할 때, 얼마나 강한 강도의 운동을 하느냐가 중요한 것이 아니라, 얼마나 지속적으로 오랫동안 유지할 수 있느냐가 중요합니다. 처음부터 높은 강도의 운동으로 욕심을 내서 하면 쉽게 지칠 수 있습니다. 부드럽고 율동적인 리듬에 맞추어 장기간 운동을 하면 더 좋은 효과를 볼 수 있습니다. 특히, 속도가 빠른 운동은 무릎, 엉덩이 고관절, 발목 등에 무리가 갈 수 있습니다.

3. 궂은 날씨에 대비하여 실내에서 할 수 있는 운동을 함께 배운다

실외에서 하는 운동을 중심으로 할 경우에는 날씨가 좋지 않으면 활동량이 급격히 떨어질 수 있습니다. 궂은 날씨에 대비하여 실내에서도 할 수 있는 스트레칭이나 간단한 몸 풀기 운동을 몸에 익히고, 날씨가 궂을 때에는 이러한 운동을 실내에서 하도록 합니다.

4. 함께하는 운동이 혼자 하는 것보다 효과적이다

혼자서 운동을 하면 아무래도 하기 싫을 때가 있게 마련입니다. 그러므로 여럿이 운동을 함께할 때에는 서로를 격려할 수 있어 더 유지하기가 쉬우며, 재미를 더할 수 있어 즐겁게 운동할 수 있습니다.

5. 계절에 맞는 운동을 하면 흥미를 유발할 수 있다

봄에는 배드민턴, 여름에는 수영, 가을에는 조깅, 겨울에는 실내에서 하는 에어로빅이나 농구 등으로 계절에 따라 변화를 주는 것은 지루하지 않고 흥미를 유발하는 좋은 방법이 될 수 있습니다.

일상생활에서의 활동 늘리기

건강한 생활습관을 만드는 데 또 다른 좋은 방법은 일상생활에서의 활동을 습관화하는 것입니다. 이러한 변화를 영구적인 습관으로 만들 수 있다면, 여러분은 체중을 조절하는 것이 훨씬 수월해질 것입니다.

예를 들어, 가까운 시장이나 가게에 갈 때는 차를 가지고 가지 않거나, 주차 시 차를 멀리 세워 놓고 걸어가기, 엘리베이터 대신 계단을 이용하기, 버스를 탔을 때에는 한두 정거장 일찍 내려서 걷기, 또는 집 마당을 쓸거나 빨래, 청소와 같은 집안 허드렛일 하기, 아침 · 저녁으로 동네 산책하기, 만보 걷기를 생활화하기 등이 매일 규칙적으로 이루어진다면 장기적인 면에서 그 효과는 매우 긍정적입니다.

이러한 습관들이 효과적으로 지켜지기 위해서는 어떤 조건에서도 계속 유지될 수 있도록 상황에 따라 다양한 활동이 충분히 계획되어 있어야 한다는 것입니다.

일상생활에서의 활동을 증가시키는 것과 운동을 함께 병행한다면 더 효과적인 방법이 될 것입니다. 두 가지 방법을 병행하게 되면 다양한 활동을 할 수 있기 때문에 한 가지 활동을 지나치게 하는 위험을 덜어 줄 수 있고 전반적인 활동 수준을 지속적으로 증가시킬 수 있는 가능성이 있습니다.

이전의 운동을 되돌아봅시다

다음의 질문을 읽고, 여러분의 경험을 적어 보십시오.

1. 이전에 해 본 운동에는 무엇이 있습니까?

2. 그 운동을 지속할 수 있었던 요인은 무엇이었습니까?

3. 지속할 수 없었다면 그 원인은 무엇입니까?

강박적인 운동을 조심합시다

잘못된 생각이 강박적인 운동을 만듭니다.

- "운동을 하면 내가 지금 먹은 음식이 살이 되는 것을 막을 수 있을 거야."
- "하루라도 운동을 안 하면 다 망칠 거야."
- "운동을 하면 살을 완벽하게 뺄 수 있어."

1. 나의 운동 목표는?

2. 이달의 운동계획을 세워 봅시다.

____

____

____

체중감소의 진도 점검하기

여기까지, 여러분은 체중조절 프로그램에 상당한 노력을 쏟았습니다. 사람들은 일반적으로 빠른 체중감량을 기대하면서 프로그램을 시작하지만 곧 실망하곤 합니다. 그러나 체중감소에 대한 보상은 즉각적인 것이 아닙니다. 올바른 방법으로 체중감소 노력을 하다 보면 체중감소의 속도가 고통스러울 정도로 느리다는 것을 알게 됩니다.

체중감소 프로그램의 가장 중요한 결과 중 일부는 장기간의 체중감소 기간 이후에 주어지는 경우가 많습니다. 체중이 6~8kg은 빠지고 나서야 사람들이 그것을 알아 주고, 나도 잘한 일이라고 생각할 수도 있습니다. 그래서 지금이 기운 빠지고 힘든 시간일 수 있습니다. 이런 느낌 때문에 사람들은 종종 체중조절 프로그램을 그만두곤 합니다.

이런 시기에 프로그램에 대한 여러분의 결단과 참여가 중요합니다. 여러분이 바라는 결과는 반드시 올 것입니다. 그리고 의식적으로 식사 형태를 바꾸려고 시도한다면 그 시간은 여러분이 생각하는 것보다 더 빠르게 올 수 있습니다. 그리고 지속적인 노력을 하다 보면 당신이 변했다는 것을 다른 사람들도 알기 시작할 것입니다. 그러면 자신을 더 가치 있게 느끼기 시작할 것입니다.

마음에 두어야 할 중요한 사실은 체중감소의 일부가 눈에 보이지 않는다는 것입니다. 예를 들어, 체중이 감소되면 심장 발작이나 고혈압에 걸릴 가능성이 적어집니다. 그리고 낯선 사람이나 가족들에게조차도 싫은 소리를 들을 가능성이 적어집니다. 이러한 긍정적 이득들은 눈에 보이거나 즉시 주어지는 것은 아니지만 매우 중요합니다.

점차적이고 지속적인 체중감소는 빠르고 갑작스러운 체중감소보다 훨씬 바람직합니다. 일주일에 3kg을 감량하는 것보다는 5주에 3kg을 감량하는 것이 훨씬 좋은 신호입니다. 빠른 체중감소는 생명이 짧을 수밖에 없습니다. 느리고 점차적인 체중감소가 지속적으로 유지될 수 있습니다. 이러한 면에서 일주일에 0.5～1kg의 감량이 적절합니다. 그러니까 실망하지 마십시오!

6 인지치료 1: 잘못된 생각 알기와 확인하기

인지치료란 무엇인가?

이 치료법은 생각이 바뀌면 감정도 바뀌고, 그 결과 행동과 생리적인 반응도 바뀌어 어떤 자극에 대한 결과가 바뀐다는 것이 기본적인 전제입니다. 여기서는 이 인지치료에 대한 소개와 어떻게 생각을 바꿀 수 있는지에 대해 소개를 하려 합니다.

생각이 왜 중요한가?

생각의 중요성을 이야기할 때 흔히 다음과 같은 예를 듭니다.

> 사막에 두 사람이 조난을 당했습니다. 구조를 받기 위해서는 더 긴 시간을 견뎌야 하는데, 두 사람 모두 수통에 물이 반 병 남아 있는 상황이었습니다. 그런데 한 사람은 '아직도 반 병이 남았네.' 라고 생각했고, 다른 사람은 '반 병밖에 남지 않았네.' 라고 생각했습니다. 이 두 사람에게 어떤 결과가 일어났을까요?

답은 이렇습니다. '반 병밖에 남지 않았네.' 라고 생각한 사람은 그 생각으로 인해 불안해질 것이고 그러면 생리적으로 자율신경계가 항진되어 입이 타고 가슴이 뛰는 등 불안에 대한 반응이 나타날 것입니다. 그러면 그 사람은 물을 더 자주, 더 많이 먹을 수밖에 없고 그렇게 물이 줄어들수록 그 사람은 더 불안해져서 일반인이 그 물로 12시간을 견딜 수 있는 것이 평균이었다면 이 사람은 2~3시간도 견디지 못했을 것입니다.

그런데 '아직도 반 병이 남았네.' 라고 생각한 다른 사람은 마음이 느긋하여 자신이 견딜 수 있을 때까지 견디며 꼭 필요할 때 조금만 마시고, 그렇게 마시고 나서도 이 사람은 '아직도 많이 남아 있다.' 고 생각하였기 때문에 보통 사람이 12시간을 견딜 수 있다면 이 사람은 24시간을 견딜 수 있을 것입니다. 그런데 이 두 사람의 상황은 어떻습니까?

그렇습니다. 두 사람의 상황은 같았습니다(수통에 물이 반 병 남은 조난 상황). 그런데 생각의 차이(아직도 반 병이 남았네/반 병밖에 남지 않았네)가 감정의 차이(느긋함/불안감)를 만들고, 그것이 생리적 반응(참을 수 있는 갈증/참을 수 없는 갈증)과 행동의 차이(조금 물을 마시고 참는 것/자주 물을 마시고 참지 못하는 것)를 만들어 결과(구조를 받음/구조를 받지 못함)가 달라진 것입니다.

실제 생활에서 생각의 차이가 커다란 차이를 가져온다는 것은 이미 어느 정도 경험했을 것이라고 생각합니다. 이렇게 인지치료에서는 어떤 상황 자체보다는 어떤 사람이 그 상황을 어떻게 받아들이고(인지하고) 어떻게 반응하는가에 초점을 두고 있습니다. 그래서 그 상황에 대한 인식이 잘못되어 있는 경우(이렇게 잘못된 경우를 인지왜곡이라고 합니다.) 상황에 대한 반응도 잘못되기 때문에 그 잘못된 생각을 바꾸는 것이 중요합니다.

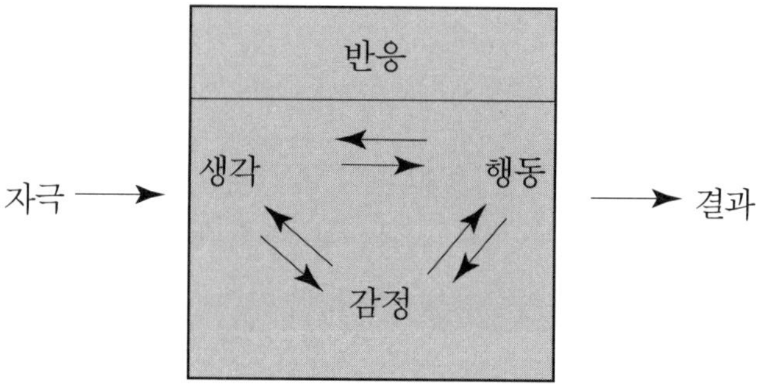

어떤 생각이 문제인가요?

생각에는 크게 두 가지 생각이 있다고 봅니다. 하나는 '심사숙고하는 생각'이고, 다른 하나는 자기도 모르게 이루어지는 생각을 의미하는 '자동사고'입니다. 다음의 예는 자동사고가 매우 오랜 시간 동안 몸에 배어 있고 얼마나 순간적으로 떠오르는지를 잘 보여 주는 이야기입니다.

> 저는 사람을 많이 만나는 보험업을 하고 있습니다. 그런데 사람들을 설득하다가 거절당하면 그 길로 돌아서서 바로 폭식을 합니다. 이런 폭식이 반복되면서 체중이 많이 증가하였습니다. 지난번에는 다시 고객에게 거절당하는 상황이 되었는데, 폭식을 하기 전에 내가 어떤 느낌을 갖고 있는가에 대해서 생각해 보았습니다. 그랬더니 '아마도 저 사람이 내가 뚱뚱해서 거절했을 거야.' 라는 생각에 나 자신이 혐오스러웠고 그 때문에 우울해졌습니다. 그래서 이런 생각은 잘못된 것이고, 같은 사무실의 김 대리님은 나보다 더 뚱뚱하지만, 유능하고 좋은 실적을 내고 있다고 생각을 바꾸려고 노력했어요. 그렇게 생각할 필요가 없다고 계속 생각하다 보니까 우울한 것도 줄어들고 기분이 좀 밝아지더라고요. 그런데 다음 고객을 상담한 후 또 거절당하자 다시 그 생각을 버릴 수 없었고 결국 폭식을 하고 말았습니다.

사람들은 끊임없이 생각을 하며 살고 있습니다. 스스로 의식하고 있는 순간뿐 아니라, 별로 의식하고 있지 않은 순간에도 머릿속에서는 끊임없이 생각들이 오고 갑니다. 다만, 깊이 의식하지 않은 상태에서 아주 순간적으로 스쳐 지나가는 생각들은 우리가 잘 파악하기 어려울 뿐입니다.

이와 같이 깊이 생각하지 않는 가운데 스쳐 지나가는 생각들을 인지치료에서는 자동사고라고 합니다. 이러한 생각들은 그 내용을 파악하기도 어렵거니와 그 생각이 자신의 행동이나 태도에 미치는 영향을 알아차리기도 쉽지 않습니다. 왜냐하면 자동사고는 우리가 어떤 상황에 놓일 때 거의 자동적으로 일어났다가 사라지기 때문입니다.

이렇게 일상생활에서는 우리도 모르는 사이에 자동적인 사고가 개입되어 일어나는 일이 많습니다. 만약 자동사고가 없다면 우리는 일일이 모든 것을 따져야 하기 때문에 너무 비효율적이 되어 아무것도 못할지도 모릅니다. 이렇게 자동사고는 우리에게 꼭 필요한 것이며, 효율성을 검증하지 않아도 되도록 만들어진 생각입니다.

그런데 만약 이 자동사고가 문제를 일으킨다면 어떻게 될까요? 이 자동사고에 문제가 있다면 검증을 받을 기회가 없기 때문에 자기도 모르게 계속 문제를 일으킵니다. 이러한 문제가 되는 자동사고를 '역기능적 자동사고'라고 부르고, 바로 이것이 우리가 고치고 변화시켜야 할 생각입니다. 이렇게 생각을 바꾸는 과정을 생각 바꾸기, 조금 어려운 말로 '인지 재구조화'라고 합니다.

역기능적 자동사고에는 어떤 것이 있나요?

많은 경우에 여러분은 자신도 모르게 자신만의 특별한 방식으로 생각하고 있음을 느끼실 것입니다. 예를 들어, 어떤 사람은 무슨 일이 닥치면, 특히 새로운 일이 자신에게 닥치면 객관적으로 그 일이 얼마나 힘든지에 대한 평가를 하지도 않고 거의 반사적으로 '큰일 났네. 나는 할 수 없는데 어떻게 하지?' 라고 반응하는 사람이 있습니다.

다음은 흔히 볼 수 있는 역기능적 자동사고(인지 왜곡)를 유형별로 분류한 것입니다.

1. 이분법적 사고

사건의 다양성이나 이면을 생각하지 않고, '성공 아니면 실패,' '좋은 것 아니면 나쁜 것'이라는 식의 극단적이고 이분법적인 흑백논리를 말합니다. 점수로 표현한다면 0점부터 100점까지 있는데 흑백논리가 강한 사람은 100점이 아니라면 나머지는 모두 0점으로 생각하는 경향을 보입니다.

> 영희는 다이어트를 매우 열심히 합니다. 그녀는 단 음식이 문제이고, 특히 냉장고에 있는 아이스크림이야말로 싸워야 할 제1의 적이라고 생각했습니다. 그래서 '나는 아이스크림을 결코 다시는 먹지 않을 거야!' 라고 맹세했습니다. 그러나 얼마 후 이전에 경험했던 것보다 훨씬 더 아이스크림에 대한 생각이 자주 나기 시작했습니다. 갈수록 그 생각은 강해지고 자주 떠올라서 금지된 음식의 강력한 끌어당김과 그녀의 의지 간의 투쟁을 시험하는 것만 같았습니다. 그녀는 결국 그 맹세를 깨고 아이스크림을 조금 먹었습니다. 그러다가 영희는 '이미 금지된 음식을 먹었어. 이번에도 또 망쳤어.' 라는 생각에 아예 아주 많이 먹어 버렸습니다. 영희는 곧 포기하고 다시 이전의 먹는 습관으로 되돌아가 버렸습니다.

2. 재앙화

실제로 그렇지 않음에도 어떤 사건의 결과를 실제보다 더 나쁘게 확대해서 예상하는 것이라고 할 수 있습니다. 어떤 상황을 극단적으로 보는 것도 여기에 해당됩니다.

미용사로 일을 시작하는 송 양은 항상 자신이 없어 머리를 할 때마다 자신의 능력을 다 발휘하지 못하는 것 같아 속상해합니다. 그럴 때마다 '아마 나는 뚱뚱해서 손님들이 나를 무능력하게 생각하고 얕잡아 볼 거야. 단골손님도 없을 거고, 그러면 나는 결국 손님이 없어 미용실에서 쫓겨날 거야.' 라는 식으로 생각합니다. 즉, 자신의 외모로부터 일어날 수 있는 최악의 결과를 상상하고 틀림없이 그대로 믿어 버리는 것입니다.

3. 과잉 일반화

어떤 한 가지 일이나 사건에서 법칙을 이끌어 내어 그것을 그렇지 않은 다른 상황에까지 적용시키는 것을 말합니다.

대학에 막 입학한 김 양은 신입생 환영회에 갔습니다. 여러 선배와 동기들이 있었는데, 앞에 앉은 선배가 자신이 인사를 하여도 고개만 끄덕일 뿐 웃지도 않고, 시간이 어느 정도 지나도 자신에게 한마디도 걸지 않는 것을 보았습니다. 김 양은 자꾸 신경이 쓰이고 '그래 봐. 나를 좋아하는 사람은 하나도 없어.' 라는 생각에 불편해졌고, 집에 일이 있다며 핑계를 내고 그 자리를 나왔습니다.

4. 강박적 부담

다른 사람들의 평가에 과도하게 신경을 쓰고 완벽주의적인 경향이 있습니다. '……해야만 해.' '……해서는 안 돼.'가 매우 많습니다.

장녀인 이 양은 어릴 때부터 '나는 항상 착한 아이여야 해. 다른 사람을 불편하게 하거나 잘못 보여서는 안 돼.' 라는 생각 때문에, 친구 사이에서도 거절을 잘 하지 못하고 다른 사람들이 어떻게 생각할지에 신경이 쓰여 자신의 의견을 제대로 이야기하지 못합니다. 그러다 보니 항상 힘들고 스트레스가 쌓여 이것을 혼자 먹는 것으로 푸는 습관이 생겼습니다.

이렇게 어떤 상황에 대해 반응하는 여러분만의 잘못된 특이한 사고방식을 알아내어 그것에 도전을 하는 것이 중요합니다.

✌ 역기능적 자동사고가 작동하는 상황

역기능적 자동사고를 알아내는 것은 쉬운 일이 아닙니다. 자동사고란 자기도 모르는 습관과 같은 생각이기 때문입니다. 그러나 다음과 같은 상황이 반복된다면 혹시 역기능적 사고가 작동하고 있는 것은 아닌지 심사숙고해 볼 필요가 있습니다.

- 자신이 그렇게 하고 싶지 않음에도 반복적으로 그렇게 행동하는 경우
- 자신의 시각과 다른 사람의 시각에 큰 차이가 있는 경우
- 충동적으로 결정한 이후에 후회나 죄책감을 느끼는 경우
- 긍정적이든 부정적이든 강한 감정을 느끼는 경우

역기능적 자동사고 찾아보기

1. 감정 찾기

역기능적 자동사고가 발생하면 생각보다는 감정이나 행동이 앞섭니다. 따라서 자신의 역기능적 자동사고를 찾는 과정은 그 상황에서 느낀 감정을 먼저 찾아보는 것에서 시작합니다.

자극(상황): 친구와의 다툼(아무런 연락도 없이 약속시간을 지키지 않음)

↓

감정: 화가 났다. 배신감(감정의 정도에 따른 점수: 80점)

↓

행동: 집에 들어가다가 가게에 들려 과자와 빵을 사 와서 폭식 후 토했다.

↓

결과: 스스로 비참한 생각이 들면서 친구가 더욱 야속하게 느껴졌고, 자신이 외톨이인 것 같아 더 외롭게 느껴졌다.

2. 각각의 감정에 대한 생각 찾기

이렇게 정리를 한 후 다시 한 번 '왜 화가 났을까?' '왜 배신감을 느꼈지?' 라고 자신에게 반문을 해 보는 겁니다. 그 순간 어떤 생각 때문에 그런 감정을 느낀 것인지 자신에게 물어보십시오.

대부분의 경우 자극을 받았을 때 순간 머리를 스치듯 지나간 생각이나 마치 그림장면처럼 떠오르는 생각과 같은 것이 이런 감정을 일으키는 자동사고일 가능성이 높습니다. 아마도 이 경우 '네가 나를 무시해?' 라는 생각이 그런 감정을 일으켰을 가능성이 있습니다. 즉, 이 생각이 화와 배신감을 불러일으키고, 이에 참을 수 없어 이상식사행동을 보이고, 그 결과는 친구와의 감정이 악화되고 더 큰 외로움을 느끼게 되었다는 것입니다. 따라서 이런 상황에서는 주위의 자극에 더 민감해질 수밖에 없고, 그러면 또다시 다른 자극에 의해 잘못된 행동을 보일 가능성이 높아져 연쇄적으로 부정적인 반응을 일으킵니다.

연습하기

다음과 같은 상황에서 여러분의 반응을 추측해 보고 그때 나타날 수 있는 자동사고를 찾아보십시오.

여러분은 다음과 같은 상황에서 어떻게 반응하시겠습니까?

> 자극(상황): 체중조절을 하는 중인데 저녁식사 후에 주위 분위기에 못 이겨 계획에 없었던 케이크 한 조각을 더 먹었다.

이런 상황에 대한 즉각적인 느낌이나 감정은 무엇입니까? 그리고 그 감정이 가장 심한 경우를 100점, 아주 약한 경우를 0점으로 주었을 경우 어느 정도의 점수를 줄 수 있겠습니까?

____

____

____

그렇다면 그런 감정하에서 여러분은 어떻게 행동하겠습니까?(이야기와 행동이 다 포함됩니다.)

___

___

___

그런데 왜 이런 감정을 느끼고 행동을 하게 되었는지요? 이 상황에서 그런 감정을 느끼도록 즉각적으로 머리를 스친 생각은 무엇입니까? 자신에게 무엇이라고 이야기했을까요?

___

___

___

문제는 이런 자동사고가 자기도 모르게 생활에서 습관처럼 작용한다는 것입니다. 그래서 그 상황이 되거나 비슷한 상황이 되면 바뀌지 못하고 이전의 반응을 또 보이고 괴로워하는 일이 반복되는 것입니다.

다음은 이러한 자동사고를 일상생활에서 찾을 수 있도록 만들어진 인지재구조화표입니다. 우선은 왼쪽의 자동사고를 찾는 칸(①, ②, ③, ④, ⑤번의 순서로)을 채워 보십시오. 하루에 적어도 하나 이상을 찾아보도록 하십시오. 아주 간단한 것이어도 좋습니다. 자동사고란 항상 힘들고 어려운 상황에서만 나타나는 것은 아닙니다.

인지 재구조화표

년 월 일 오전/오후

문제점 파악하기			자신의 생각을 평가하고 바꾸기		바뀐 생각의 효과에 대해 평가하기
자극 기분 나쁜 감정(폭식 욕구)이 일어나게 된 생각이나 상황은 어떤 것이었습니까?	감정 1. 이 상황에서 어떤 감정을 느꼈습니까? 2. 그 감정의 정도는 얼마나 됩니까? 0 50 100	②	바뀐 감정 1. 대안적 반응으로 감정의 변화가 있습니까? 2. 그 감정을 점수로 써 보십시오. 0 50 100	⑦	④ 결과
①	자동사고 어떤 생각이나 장면이 마음속을 스쳐 갔습니까?	⑤	바뀐 사고 자동사고를 평가한 후	⑥	⑨ 바뀐 결과
	행동 그래서 어떤 행동을 했습니까?	③	바뀐 행동 그래서 어떤 행동을 했습니까?	⑧	

※ 자동사고를 평가하는 데 도움되는 질문:

1) 이런 생각을 뒷받침할 만한 증거는 무엇인가? 이 생각에 반하는 증거는 무엇인가? 2) 또 달리 설명할 수 있는가? 3) 일어날 수 있는 가장 최악의 일은 무엇인가? 4) 자동사고를 믿어서 나타나는 효과는 무엇인가? 5) 내가 할 수 있는 일은 무엇인가? 6) 만일 내 친구가 나와 유사한 상황에 처해 있다면, 그에게 내가 해 줄 수 있는 말은 무엇인가?

* 각 칸을 번호순으로 채워 나가는 것이 자동사고를 찾아서 고치는 데 도움이 된다.

인지 재구조화표 예 1

년 월 일 오전/오후

문제점 파악하기			자신의 생각을 평가하고 바꾸기		바뀐 생각의 효과에 대해 평가하기
자극 기분 나쁜 감정(폭식 욕구)이 일어나게 된 생각이나 상황은 어떤 것이었습니까?	감정 1. 이 상황에서 어떤 감정을 느꼈습니까? 2. 그 감정의 정도는 얼마나 됩니까? 0 50 100	불안함(70%) 짜증남(30%)	바뀐 감정 1. 대안적 반응으로 감정의 변화가 있습니까? 2. 그 감정을 점수로 써 보십시오. 0 50 100		결과 살이 찔 것 같은 불안은 줄어들었지만, 나 자신이 비참하고 죄책감이 들었다.
다이어트 하기로 마음먹어 놓고는 저녁식사를 계획한 것보다 많이 먹게 되었다.	자동사고 어떤 생각이나 장면이 마음속을 스쳐 갔습니까?	"나는 너무 많이 먹었어. 그래서 살이 찔 거야. 그리고 오늘은 망쳤어."	바뀐 사고 자동사고를 평가한 후		바뀐 결과
	행동 그래서 어떤 행동을 했습니까?	더 많이 먹어 버림.	바뀐 행동 그래서 어떤 행동을 했습니까?		

＊ 자동사고를 평가하는 데 도움되는 질문:

1) 이런 생각을 뒷받침할 만한 증거는 무엇인가? 이 생각에 관하는 증거는 무엇인가? 2) 또 달리 설명할 수 있는가? 3) 일어날 수 있는 가장 최악의 일은 무엇인가? 4) 자동사고를 믿어서 나타나는 효과는 무엇인가? 5) 내가 할 수 있는 일은 무엇인가? 6) 만일 내 친구가 나와 유사한 상황에 처해 있다면, 그에게 내가 해 줄 수 있는 말은 무엇인가?

7 인지치료 2: 생각 바꾸기

역기능적 자동사고를 바꾸는 방법에는 크게 ① 생각을 꼬치꼬치 따져 보기와 ② 그 생각을 실험해 보기로 나눌 수 있습니다.

생각을 꼬치꼬치 따져 보기

어떤 생각이 맞는가를 알아보는 첫 번째 방법은 생각을 꼬치꼬치 따져 보는 것입니다. 다음의 방법들을 각각 상황에 적절하게 적용해 볼 수 있습니다. 어떤 상황은 다음의 방법 중 하나로 적용이 가능하나 다른 것으로는 적용이 잘 되지 않는 경우도 있습니다. 그 상황에 가장 적절한 방법을 선택해서 적용해 보시면 됩니다.

방법 1: 내 생각이 맞다는 증거는 무엇이고, 틀리다는 증거는 무엇인가?
나의 생각이 무엇이 잘못되어 있는 것이지?
이 생각 말고 이 상황을 가장 적절하게 설명할 수 있는 생각은 어떤 것인가?

이 방법은 다른 말로 하면 정말로 자신의 생각이 올바른지에 대해 스스로에게 물어보는 것입니다.

방법 2: 이런 생각을 할 때, 일어날 수 있는 최악의 결과는 무엇인가?
그렇다면 가장 현실적인 결과는 무엇인가?

위와 같이 따져 보는 것도 도움이 됩니다. 만약 나는 많이 걱정이 되는데 그 최악의 결과가 별것 아니라면 내가 지나치게 걱정할 이유가 없는 것이지요.

방법 3: 나의 이런 생각을 믿는다면 나에게 무슨 도움이 되는 것인가?
내가 생각을 바꾸면 무엇이 어떻게 바뀔까?

이 방법은 너무 많이 두려워하고 있는 경우에 적용시켜 볼 수 있습니다. 사실을 조금만 뒤로 물러서서 보면 생각보다는 그렇게 두려운 일이 아닌 경우가 훨씬 많다는 것을 알게 될 것입니다.

방법 4: 그러나 만약 내 생각이 옳다면, 이제 나는 무엇을 해야 하는가?
어떻게 문제를 해결할 것인가? 차선책은 무엇인가?
차선책을 선택한다면 그것의 장단점은 무엇이고 어떤 것을 선택할 것인가? 그리고 그것을 어떻게 실행에 옮길 것인가?

이 방법은 아무리 따져 보아도 자신의 생각이 그 상황에 적절한 경우에 적용할 수 있는 방법입니다. 자신의 자동사고가 항상 잘못된 것은 아닙니다. 자신이 그 상황에 적절하게 반응하고 있는데도 힘이 드는 경우, 이 방법이 적용될 수 있습니다.

방법 5: 만일 나에게 가장 소중한 친구가 나와 같은 상황에 처해 있다면 나는 그에게 무어라고 충고해 줄 것인가?
그런데 나는 왜 스스로에게 그런 말을 적용시키지 못하는 것일까?

이 방법은 자신의 생각을 객관적으로 보는 데 매우 유용한 방법 중 하나입니다. 자신의 문제를 객관화시켜서 보는 데 많은 도움이 될 수 있습니다.

연습하기

1. 문제점 파악하기

- 자극(상황): 초콜릿 칩 쿠키 반 갑을 먹었다.
- 생각: "초콜릿 칩 쿠키를 반 갑이나 먹다니 분명히 전부 살이 될 거야. 이왕 넘어선 것, 먹고 나서 바로 토하면 살이 안 찔 수 있어. 될 대로 되라지."
- 느낌: 죄책감(80%), 불안(80%), 우울(70%)
- 행동: 폭식과 구토
- 결과: 자신에 대한 혐오, 더욱 우울해짐, 친구 집에 가는 것을 피하게 됨, 체중감소에 집착

2. 자신의 생각을 평가하기

- 증거는 무엇인가?
  - 지지: "초콜릿 칩 쿠키는 열량이 높아. 높은 열량의 음식을 먹으면 살이 찌는 것이 사실이잖아. 이걸 먹으면 불안해서 견딜 수가 없어. 차라리 먹고 토하는 것이 더 시원해."
  - 반박: "초콜릿 칩 쿠키가 열량이 높은 것은 사실이야. 하지만 쿠키 두 개를 한 번 먹는다고 살이 찌지는 않아. 매일 많이 먹는다면 살이 찌겠지."
- 내 생각이 무엇이 잘못되었는가?

- 과잉 일반화("초콜릿 칩 쿠키를 먹으면 살이 쪄.")
- 이분법적 사고("이왕 먹은 것 먹고 토하지.")

3. 자신의 생각을 바꾸기

• 바뀐 생각은 무엇인가?
- "비록 내가 쿠키를 먹었더라도 폭식보다는 나아. 왜냐하면 폭식은 나를 우울하게 만들고 계속 폭식을 하게 만드니까. 차라리 잠깐 동안 쿠키를 먹는 게 나아. 쿠키 몇 개 먹는 게 나쁜 일도 아니고 살이 찌는 것도 아니니까. 쿠키를 나의 오늘 식사계획에 포함시켜 버리면 되잖아."
- "여기서 멈추는 것이 사실은 더 먹고 토하게 되는 것보다는 나아. 먹고 토하면 잠시는 시원하게 느껴지지만 결국은 더욱 비참해지잖아. 70점이라도 0점보다는 훨씬 낫잖아. 결국 토하면 더욱 두려워지고 그러면 더 제한을 해서 결국은 폭식을 하게 될 거야."

4. 바뀐 생각의 효과에 대해 평가하기

• 바뀐 느낌은 무엇인가?
- 덜 우울하고(30%), 덜 불안하다(40%), 후회는 되지만 죄책감은 없다.
• 바뀐 행동은 무엇인가?
- 폭식 및 구토 중지
• 바뀐 결과는 무엇인가?
- 성취감, 조절할 수 있을 것 같은 느낌, 친구 집 찾아가기, 자존감의 증가

이런 방법을 인지 재구조화표를 이용해서 실제로 적용시켜 볼 수 있습니다. 이전에 ①~⑤번 칸을 채워 넣었는데 생각을 따져 바뀐 생각을 ⑥번 칸에 적고, 그에 따라 바뀐 감정, 행동, 결과를 각각 ⑦, ⑧, ⑨번 칸에 적어 봅시다.

생각을 실험해 보기

어떤 생각이 맞는가를 확인해 볼 수 있는 두 번째 방법은 그 생각을 직접 시험해 보는 것입니다. 만약 실험을 해서 그 결과가 자신이 기대했던 것처럼 나타나면 그 생각은 맞는 것이고 그렇지 않다면 그 생각은 틀린 것이라고 할 수 있습니다.

예를 들어, 여러분이 하루에 세 번의 식사 및 후식을 먹음으로써 5kg의 체중이 증가하는 것으로 믿고 있다고 가정해 봅시다. 이것이 정확한 믿음인지 아닌지 확인할 수 있는 가장 좋은 방법은 일주일 동안 하루 세끼 식사와 후식을 먹고 나서 실제로 생각한 만큼 체중증가가 있었는지 확인해 보는 것입니다.

이상이 이 프로그램의 핵심이 되는 '생각 바꾸기(인지 재구조화)' 입니다. 이 생각 바꾸기의 핵심은 자신이 치료자가 되는 것입니다. 자신의 역기능적 자동사고를 찾아 그것을 따져서 좀 더 객관적이고 합리적인 생각으로 바꾸고, 자기도 모르게 습관적으로 했던 잘못된 반응을 고쳐 자신을 잘못된 굴레로부터 자유롭게 하는 데 이 치료의 목적이 있습니다. 이제 이 치료가 얼마만큼 도움이 될 수 있는가는 여러분이 얼마나 열심히 이런 방법을 통해 자신의 생각을 바꾸어 나가는가에 달려 있습니다. 다음 말을 마음속에 항상 기억해 두십시오. 여러분에게 힘이 되어 줄 수 있을 것입니다.

> "어떤 상황에 대한 반응을 결정하는 것은 그 상황 자체가 아니라
> 그 상황을 어떻게 인식하느냐에 달려 있다."
>
> – J. S. Beck–
>
> "나를 불행하게 만들 수 있는 사람은 바로 나밖에 없다."
>
> –B. Pascal–

인지 재구조화표 예 2

년 월 일 오전/오후

문제점 파악하기			자신의 생각을 평가하고 바꾸기		바뀐 생각의 효과에 대해 평가하기
자극 기분 나쁜 감정(폭식 욕구)이 일어나게 된 생각이나 상황은 어떤 것이었습니까?	감정 1. 이 상황에서 어떤 감정을 느꼈습니까? 2. 그 감정의 정도는 얼마나 됩니까? 0 50 100	수치심(80%) 한심함(80%)	바뀐 감정 1. 대안적 반응으로 감정의 변화가 있습니까? 2. 그 감정을 점수로 써 보십시오 0 50 100	수치심(40%) 한심함(30%)	결과 이런 자신이 더 한심하고 우울함
헬스클럽에 운동하러 갔다가 트레이너가 어젯밤에 라면 먹고 잤냐고 놀림.	자동사고 어떤 생각이나 장면이 마음속을 스쳐 갔습니까?	트레이너는 나를 한심하고 무능한 사람으로 생각할 거야. 살이 찐 것은 나를 통제하지 못하고 내가 한심하다는 증거야.	바뀐 사고 자동적 사고를 평가한 후	다소 살이 찐 건 사실이고 이전보다 통통해 보일 수는 있지만, 그것이 무능한 것의 증거는 아니야. 트레이너가 그렇게까지 생각하지는 않을 거야. 그리고 살이 찐 것이 내가 한심하다는 증거는 아니야. 그 외에도 나는 잘하는 것이 있어.	바뀐 결과 기분이 좋지는 않지만, 나 자신을 경멸하지는 않음.
	행동 그래서 어떤 행동을 했습니까?	운동을 하지 못하고 나옴.	바뀐 행동 그래서 어떤 행동을 했습니까?	마저 운동을 하고 나옴.	

※ 자동사고를 평가하는 데 도움이 되는 질문:

1) 이런 생각을 뒷받침할 만한 증거는 무엇인가? 이 생각에 반하는 증거는 무엇인가? 2) 또 달리 설명할 수 있는가? 3) 일어날 수 있는 가장 최악의 일은 무엇인가? 4) 자동사고를 믿어서 나타나는 효과는 무엇인가? 5) 내가 할 수 있는 일은 무엇인가? 6) 만일 내 친구가 나와 유사한 상황에 처해 있다면, 그에게 내가 해 줄 수 있는 말은 무엇인가?

8 스트레스 다스리기

왜 스트레스 관리가 필요한가요?

체중조절에서 체중을 빼는 것도 중요하지만 감소한 체중을 유지하는 것이 더 어렵고 중요하다는 것, 다 알고 계시지요? 최근의 연구들을 살펴보면, 체중감소를 위해 규칙적으로 열심히 하던 운동과 많이 움직이고 활동하면서 규칙적으로 먹던 건강한 생활습관을 흐트러뜨리는 방해요인으로 스트레스를 꼽고 있습니다. 그래서 그 사람이 얼마나 스트레스를 경험하고 있는지, 그 스트레스에 잘 대처하고 있는지의 여부는 비만이 재발하느냐의 여부를 미리 예측할 수 있는 요인이라고 생각할 수 있습니다.

따라서 체중감소 프로그램에서 비만이신 분들에게 스트레스와 긴장을 줄일 수 있는 다양한 방법을 소개하는 것은 감소된 체중을 유지하고 과식을 포함하여 재발을 방지하는 데 도움이 될 수 있기 때문입니다.

이런 스트레스가 있지는 않나요?

- 불안하거나 긴장될 때, 혹은 우울하거나 화가 날 때 막 먹어 본 경험이 있습니까? 이 흔한 경험이 언제나 이용되는 스트레스에 대한 대처방식이라면 문제가 될 수 있습니다. 이제는 스트레스를 풀기 위한 다양한 방식의 무기를 준비해 보십시오.
- 단지 몸이 좀 비만할 뿐인데 그런 신체적인 모습을 성격적인 결함이나 흠과 연결시키고 있지는 않습니까? '내가 뚱뚱한 것은 자기 관리도 못하고 게으르고 한심하다는 것을 증명하는 거야.' '살이 빠지기 전에는 나는 누구에게도 사랑받을 수 없는 사람이야.' '나는 뚱뚱해서 아무것도 할 수가 없어.' 그러나 신체 크기와 나의 능력, 나의 성격은 전혀 상관없다는 것을 알아야 합니다. 신체가 나의 자존감을 결정하도록 결정권을 주지 맙시다.
- 단지 다른 사람보다 체중이 더 나간다는 이유로 괜히 사람들 앞에서 위축되고 남들이 한 가지 일을 할 때, 나는 두 가지, 세 가지 일을 더해야만 인정받을 수 있을 것 같은 느낌을 받지는 않나요? 누가 부당한 이유로 요구를 해도 그냥 참고 해 줄 수밖에 없다고 생각하지는 않나요? 그러나 생각해 보셔야 합니다. 신체로 대인관계를 맺는 것은 아니니까요. 정말 사귀고 싶은 친구를 고르라고 한다면, 당신도 외모만 보고 판단하지는 않을 테니까요.
- 아침에 자고 밤에 일하는 올빼미 스타일이거나 하루하루의 생활이 정해진 틀 없이 너무 변화무쌍하다면 그것도 많은 스트레스를 일으킬 수 있습니다. 불규칙한 생활습관은 스트레스를 조금씩 조금씩 축적하는 특성이 있습니다.

우리는 스트레스가 해로운 것이기 때문에 피해야 하는 것이라고 생각하기도 하지만, 실제로 스트레스는 자연스러운 현상이며 삶에 있어서 필수적인 것이기도 합니다. 우리가 스트레스를 주는 사건에 어떻게 반응하고, 특히 스트레스 상황에서 자신에게 뭐라고 이야기하는가 하는 것은 스트레스를 건강한 방식으로 경험하고 있는지 그렇지 않은지를 결정하는 데 중요한 요소입니다.

다음에 설명하고 있는 스트레스에 대한 내용을 통해 스스로 스트레스에 대한 태도를 재평가하고, 여러분이 스트레스 상황을 어떻게 인식하고 반응하는지, 또 스트레스로부터 어떤 영향을 받고 있는지 알게 될 것입니다.

스트레스 취약성 대처 모델

다음의 예를 읽어 볼까요?

우리가 여름에 피서지로 휴가를 떠난다고 생각해 봅시다. 여러 가지 준비물을 챙겨서 차를 타고 운전을 해서 피서지를 향해 떠납니다. 그 여정의 편안함을 결정하는 것에는 몇 가지 요소가 있을 것입니다. 먼저, 성능이 좋은 차를 타고 간다면, 덜덜거리고 여기저기가 고장 난 차를 타는 것보다는 훨씬 여행길이 편하겠지요? 그러나 아무리 좋은 차를 타고 간다고 해도 나의 운전기술이 이제 막 면허를 딴 초보 수준이라면 험난한 코스가 나올 때마다 불안하고 힘들 것입니다. 따라서 차도 중요하지만 운전기술도 매우 중요하지요. 그리고 또 한 가지, 가는 길이 얼마나 좋은 도로인가도 중요할 것입니다. 비포장도로에 험한 지형을 가다 보면 아무리 차가 좋고 운전기술이 좋아도 그 여정이 힘들게 느껴질 수 있을 것입니다.

이것은 우리의 생활과도 유사합니다.

스트레스 — 취약성 — 대처기술
(길) (차) (운전기술)

개인이 가진 신체적 · 심리적 취약성(vulnerability)은 스트레스를 주는 인생 사건이 일어나거나, 가족 또는 직업 환경 내에 긴장이 있을 때 부적절한 방법으로 나타납니다. 취약하지 않더라도 너무 과도하고 심한 스트레스는 감당할 수 없다고 지각되면 여러 가지 신체증상이나 부적응적인 행동이 유발됩니다. 그리고 상황에 대처하는 미숙한 대처기술 또한 과식이나 폭식과 같은 한 가지 방식으로만 스트레스를 해결하도록 하여 습관화시킵시다.

스트레스로부터 나를 보호하는 우선적인 방법은 스트레스를 다루는 대처기술을 습득하거나 사회적 지지망을 구축하는 것 등이 있습니다. 그리고 조절할 수 있다면 스트레스를 줄이거나 피하는 방법도 있고, 더 적극적으로는 나의 취약성을 보완하는 방법도 있습니다. 스트레스는 여러 가지 방법을 통해 다면적으로 접근해야 하는 문제입니다.

그렇다면 스트레스를 어떻게 다룰 것인가?

스트레스 관리란 삶에서의 스트레스를 최소화시키고 스트레스 반응을 다루는 것입니다. 여러분이 스트레스 관리를 어떻게 하고 있는지, 어떤 것을 더 이용하거나 강화시킬 수 있는지를 점검해 보십시오.

- 첫 번째 칸: 현재 사용하고 있는 방법을 체크하는 칸입니다.
- 두 번째 칸: 이전에 사용해 왔던 방법을 체크하는 칸입니다.

- 세 번째 칸: 지금 당장이라도 사용할 수 있는 방법을 체크하는 칸입니다.
- 네 번째 칸: 각자가 꼭 필요해서 당장은 아니더라도 앞으로 해야 할 것을 체크하는 칸입니다.

1. 규칙적인 습관의 발전-취약성 줄이기(차 관리하기)

① 적절하고 영양학적으로 균형 잡힌 하루 세끼 식사하기 □□□□

② 규칙적으로 운동하기(지나치게는 하지 말 것) □□□□

③ 규칙적이고 적당한 양의 수면 취하기 □□□□

④ 자신의 몸을 느끼고 필요하면 이완 연습하기 □□□□

⑤ 하루 중에 즐겁고 긍정적인 자기보상이 되는 활동시간을 갖기 □□□□

⑥ 평화롭게 느낄 수 있는 혼자만의 시간을 갖기 □□□□

⑦ 음주와 흡연 그리고 지나친 커피 섭취를 금하기 □□□□

2. 자신의 생활을 계획하고 그대로 실천하기-스트레스 자체 줄이기(길 선택하기)

① 일의 우선순위 결정하기 □□□□

- 모든 일을 한꺼번에 할 수 있는 사람은 없습니다. 지나친 정신적, 감정적, 신체적 그리고 행동적 소모가 필요한 상황으로부터 자신을 보호하십시오.

② 시간계획 세우기 □□□□

- 우리가 쓸 수 있는 시간은 24시간밖에 없습니다. 시간계획을 짜서 시간과 에너지를 효과적으로 이용하십시오.

③ 현실적으로 실천적인 목표 정하기와 실천 확인하기 □□□□

뒤로 미루지 않고 적절하게 결정하기 □□□□

- 선택하는 방법을 배워서 적절한 시간과 상황에서 적절한 선택을 하십시오.
- 해결되지 않은 채로 계속 결정을 미루면 그것 자체가 스트레스가 됩니다.

3. 대인관계-취약성 줄이기(차 관리하기)

① 친구 사귀기 □□□□

- 친구를 사귀면 정서적 교류를 할 수 있고, 다른 생각이나 시각을 알 수 있으며, 다른 정보를 얻을 수 있고, 대인관계 기술이나 자기주장 훈련과 같은 특정 기술을 실행할 수 있는 기회가 되고, 이에 대한 지지와 격려를 얻을 수 있습니다. 주위 사람들에게 되먹이기를 얻음으로써 자신의 잘못된 생각이나 문제를 수정할 수 있는 기회를 가질 수 있고 자신의 감정을 확인할 수 있습니다.

4. 환경 조절하기-스트레스 자체 줄이기(길 선택하기)

① 자신의 삶에 있어 너무 지나친 변화를 피하기 □□□□

② 필요하다면 자신을 방어하기 □□□□

- 자신이 속한 환경에서 받는 자극의 양을 조절하십시오. 자신의 삶에 있어서 너무 지나치거나 너무 자극이 없는 상황은 피하십시오.

③ 언제든지 여러분이 필요할 때 찾을 수 있는 사람이나 대상 만들기 □□□□

④ 스트레스로부터 영원히 멀어지기 □□□□

5. 생각과 감정 다루기-대처기술 바꾸기(운전기술 배우기)

① 다른 생각이나 활동을 함으로써 자신의 주의 돌리기 □□□□

② 어려운 상황에서의 자신의 생각이나 기대를 조사해 보기 □□□□

- 당신의 생각은 합리적이고 정확합니까?

③ 자신이 사용하는 단어 조사해 보기 □□□□

- '~해야만 돼'라는 단어는 대개 비현실적인 기대(완벽하거나 슈퍼맨이 되기를 원하는 것)와 관련 있습니다.

④ 스스로에게 물어보기 1: '이런 상황을 다르게 보는 방법이 있을까?' □□□□

⑤ 스스로에게 물어보기 2: '이 상황을 내 인생 전체의 관점에서 놓고 볼 때, 그것을 가지고 괴로워할 만한 가치가 있을까?' □□□□

- 이런 상황은 전체 인생을 놓고 보면 아주 작은 부분임을 명심하십시오.

⑥ 자신의 결점이나 잘못된 생각을 확인하고 평가하여 변화시키기 □□□□

- 여러분 스스로 긍정적이고 더 정확하게 말해 보십시오. 자신에 대해 반대하는 쪽보다는 자신을 지지하는 쪽으로 생각해 보십시오.

⑦ 과거 생각이나 습관 중 지금도 역기능적으로 작용하는 것을 변화시키기 □□□□

⑧ 바꾸는 것이 적절하다면 생각, 감정 또는 행동에 대해 '잘 가.' 라고 이야기하기 □□□□

⑨ 자기가 변화시킬 수 없는 것은 받아들이는 법 배우기 □□□□

6. 행동과 감정(생리적 반응) 다루기-대처기술 바꾸기(운전기술 배우기)

① 긴장완화 □□□□

- 짧은 시간 동안의 이완 연습, 명상, 산책, 몸을 쭉 펴기, 심호흡하기 등

② 스트레스에서 빠져나오기 □□□□

- 운동, 달리기, 테니스 치기 등

③ 뜨거운 열기나 마사지를 통해서 스트레스를 배출시키기 □□□□

- 뜨거운 목욕, 사우나 등

④ 휴식시간 갖기 □□□□

- 짧게 휴식을 하거나 잠깐이라도 다른 일 하기

⑤ 다른 사람과 스트레스에 대해서 잡담하기 □□□□

⑥ 허심탄회하고 효과적으로 다른 사람과 사귀는 법 배우기 □□□□

이외에 여러분이 스트레스를 관리하기 위하여 이전에 효과적으로 사용해 왔거나 현재나 앞으로 사용할 수 있는 방법은 무엇입니까?

스트레스 직접 관리하는 방법(길 선택하기)

취약성 줄이기(차 관리하기)

대처기술 바꾸기(운전기술 배우기)

대부분의 사람들은 현재 사용하고 있는 스트레스 해결 방법이 10개 내외로 적습니다. 이것은 스트레스에 매우 취약하다는 것을 의미합니다. 이런 경우 20개 내외로 올리려 다양하게 노력하는 것이 중요합니다. 이외에도 스트레스 관리에 제일 중요한 것은 '스트레스를 어떻게 받아들이는가?' 입니다. 즉, 스트레스 자체보다는 스트레스를 어떻게 느끼고 받아들이느냐 하는 '스트레스 지각' 이 스트레스 관리에 있어 가장 중요하다고 알려져 있습니다. 같은 스트레스라고 '이것쯤' 하고 생각한다면 그것은 더 이상 스트레스가 아닌 것입니다.

9 문제해결 능력 키우기

문제해결 방법

문제해결 능력을 키우는 것도 크게는 스트레스 관리에 포함됩니다. 즉, 스트레스 반응을 유발하는 스트레스 원인이나 그 문제 자체를 다루는 것을 말합니다. 여러분 각자가 문제가 생겼을 때 어떻게 문제를 풀어 왔는지 자신의 문제해결 방법은 어떤지 생각해 보십시오.

다음은 문제해결 방법입니다. 자신의 문제해결 방법 중 어느 단계에서 문제가 있는지 확인해 보십시오. 어떤 경우는 문제가 무엇인지도 모를 수도 있고 어떤 경우에는 문제는 파악하였는데 가능한 해결책을 동원하는 데 너무 경직되어 한두 가지밖에 동원하지 못하는 경우도 있습니다. 당신은 어디에 해당됩니까? 이러한 문제해결 방법의 원칙은 어떤 문제이건 간에 적용이 가능합니다.

1. 문제가 무엇인지 찾습니다.

- 무슨 일이 일어났는가?
- 그 상황에서 나는 무엇 때문에 기분이 좋지 않았는가?

2. 그 문제를 구체화시킵니다. 즉, 자신이 무엇을 원하는지 결정하고 목표를 세웁니다.
- 내가 무엇을 원하나?
- 나는 어떤 일이 일어나기를 더 바라는가?

3. 가능한 많은 해결책을 생각해 봅니다.

4. 각 해결책의 장단점 및 실행 가능성을 평가해 보고 이 중 최선의 해결책을 선택합니다.
- 나의 문제를 해결하는 데 얼마나 유용한 방법인가?
- 이렇게 하는 데 얼마나 힘이 들까?
- 이 해결책에 들이는 노력보다 더 많은 효과를 볼 수 있을까?

5. 선택한 해결책을 어떻게 실행에 옮길 것인가 구체적인 계획을 짭니다.

6. 계획을 실행한 후 그 해결책의 결과가 어땠는지 검토해 보십시오.
- 내 행동의 결과는 무엇인가?
- 나는 결과에 만족하는가?

문제해결표

1. 문제점 확인하기

2. 구체화시키기

3. 가능한 해결 방법 생각해 보기

문제가 확인되었다면 그 문제를 해결할 수 있는 가능한 방법을 생각해 보십시오. 현실적으로 적용이 가능한 방법이어야 합니다. 그리고 꼭 그 문제를 전부 해결할 수 있는 방법이 아니어도 됩니다. 때로는 처음 작은 부분의 해결이 나중에 그 문제가 전부 해결될 수 있는 시작이 되기도 합니다. 그리고 가능한 방법은 모두 다 고려해 보십시오. 미리 '안 될 텐데.' 하고 포기하지 말고 우선은 전부 고려 대상에 넣도록 하십시오. 나중에 그것이 적절한 방법일지 아닐지 따질 시간이 있습니다. 각 방법을 자세히 행동으로 그대로 옮길 수 있도록 쓰십시오.

가능한 해결 방법 1:

가능한 해결 방법 2:

가능한 해결 방법 3:

가능한 해결 방법 4:

---

4. 어떤 해결 방법이 현재 문제의 가장 적합한 방법인지 따져 보고 고르기

위의 해결 방법 중에 어떤 방법이 현재 문제를 해결하는 데 가장 적절하고 또 현실적으로 가능한 것인지를 따져 보도록 하십시오. 흔히 여러 방법 중에 적절한 방법을 찾아 내는 방법으로는 ① 각 방법을 적용시켰을 때 결과가 어떤가를 예측해서 비교하는 법, ② 각 방법이 얼마나 실현 가능한가를 따져서 비교하는 법이 있습니다. 물론 가능한 한 최선의 해결책을 찾는 것이 좋으나 그것이 되지 않을 때는 두 가지 정도의 해결책을 준비하는 것도 가능합니다. 그러나 너무 많은 방법은 실행으로 옮기기가 어려워 해결책이 되기 어렵습니다.

가능한 해결 방법 1:

이 방법을 사용했을 때 올 수 있는 결과는?

이 방법을 사용하는 데 장점과 단점은?(얼마나 실현 가능한가?)

가능한 해결 방법 2:

이 방법을 사용했을 때 올 수 있는 결과는?

이 방법을 사용하는 데 장점과 단점은?(얼마나 실현 가능한가?)

가능한 해결 방법 3:

이 방법을 사용했을 때 올 수 있는 결과는?

이 방법을 사용하는 데 장점과 단점은?(얼마나 실현 가능한가?)

가능한 해결 방법 4:

이 방법을 사용했을 때 올 수 있는 결과는?

____

____

이 방법을 사용하는 데 장점과 단점은?(얼마나 실현 가능한가?)

____

____

5. 구체적인 실행 계획 짜기

선택된 해결방법을 어떻게 실행으로 옮길 것인가를 구체적으로 계획을 짜도록 하십시오. 흔히 실행계획을 짤 때는 시간대별로 어떤 행동을 할 것인가를 생각하면서 계획을 짜면 도움이 될 수 있습니다.

____

____

____

____

____

____

____

____

6. 계획을 실행으로 옮기기

구체적인 계획을 그 계획안에 따라 행동으로 옮기십시오.

7. 자신이 시도해 본 해결책의 결과를 점검해 보기

자신이 해결책을 실행한 결과가 어떤지 따져 보도록 하십시오. 문제가 어느 정도 해결되었는지 자신이 그 결과에 어느 정도 만족스러운지를 따져 보시면 도움이 됩니다. 만약 결과가 만족스럽지 않았다면 그 원인이 어디에 있는지 따져 보아야 합니다.

10 자기주장 훈련하기

자기주장이란?

자기주장이란 부당한 불안을 느끼지 않으면서 자기를 내세우고 편안하게 자기의 솔직한 감정을 표현하며, 타인의 권리를 방해하는 것 없이 자기의 권리를 행사하는 행동입니다.

자기주장 행동을 보다 잘 이해하기 위해서는 자기주장행동을 비주장적 행동인 수동적 행동 및 공격적 행동과 구분할 필요가 있습니다.

1. 수동적 행동

수동적 행동은 변명, 수줍음, 자기 위축(self-effacing)과 같은 태도로 자신이 나타내고 싶은 것을 나타내지 못하거나 나타내더라도 마음속에 있는 것을 솔직하게 직접 나타내지 못하고 간접적으로 표현하는 행동입니다. 수동적 행동은 자신의 느낌, 생각, 신념을 솔직하게 나타내지 못함으로써 스스로 자신의 권리를 침해하며 결국은 다른 사람으로 하여금 자신의 권리를 침해하게 만들거나 쉽게 자신을 무시할 수 있게 합니다.

2. 공격적 행동

공격적 행동은 상대방의 권리를 침해하거나 상대방을 불쾌하게 하면서 자신의 권리, 생각, 느낌 그리고 신념을 나타내는 행동입니다.

⏭ 자기주장적인 사람이란?

- 자기의 생각을 분명하게 전달할 줄 안다.
- 자신의 의사와 의견을 표현하는 데 있어서 비록 망설임이 있다 하더라도 (혹은 다소의 떨림과 두려움이 있다 하더라도) 끝까지 해낸다.
- 자신에게 필요한 요청을 할 줄 알며, 타인의 부담스러운 요청에 대하여 거절할 줄 안다.
- 분노, 감사, 부담감 등의 다양한 감정표현을 적절하게 할 줄 안다.
- 자기주장의 사용 시기 및 효과를 익히 알고 스스로를 자제할 줄 안다.
- 자신의 단점을 받아들여 이를 다스려 나가는 용기를 가졌다.
- 자기주장의 기술을 가지고 있는 것에 자부심을 느끼고 자신감 있게 살아간다.

⏭ 자기주장 행동의 이점

자기주장 행동을 하는 사람은 자기의 가치를 높이며, 자기를 자유롭게 표현하고, 자기를 좋아하며, 자기를 위해 선택하고, 바라는 목적을 성취할 수 있습니다. 또한 자기주장 행동을 하는 사람 자신은 물론 상대방으로 하여금 그 자신을 높이 평가하게 만들고, 자신을 잘 표현하게 하여 상대방 역시 바라는 목적을 달성할 수 있게 만들어서 상호 간의 인간관계에 긍정적인 영향을 미칩니다.

- 개인의 성장
- 스트레스 대처능력 증대

- 문제해결의 열쇠로 활용
- 사회생활에 대한 긍정적인 태도
- 삶에 대한 보람과 행복감

자기주장 훈련

자기주장 행동을 성격으로 인정하든, 대인관계에 작용하는 사회적 기술로 해석하든 자기주장 행동은 대하는 상대와 말하는 내용 등의 상황에 따라 다르기 때문에 다분히 학습된 행동이고, 따라서 훈련이나 교육에 의해 얼마든지 자기주장적인 사람이 될 수 있다는 견해가 지배적입니다. 자기표현의 기본 요소를 살펴보면 다음과 같습니다.

1. 내용적인 요소

자기의 생각이나 의견을 숨기는 것이 아니라 나타내 보이는 것, 대화의 마지막이 아니라 대화의 초반에 자기의 의사를 밝히는 것, 말의 내용이 분명하고 상대방에게 지나치게 사과를 하지 않는 것, 부득이한 이유를 내세워 변명하는 대신 자기의 의사표현을 정직하게 하는 것 등을 포함합니다.

2. 음성적인 요소

음성적인 요소는 어떻게 말하는가의 문제입니다. 즉, 상대방이 충분히 알아들을 수 있을 만큼 큰 소리로 이야기하는 것, 단호하게 자신의 의사표현을 하는 것, 말을 입 안에서 중얼거리지 않고 또렷하게 말하는 것, 억양이 어색하지 않고 자연스러우면서 마음이 편안하다는 사실이 상대방에게 전달되도록 말하는 것, '에…….' '음…….' 등의 말이 반복되는 등 말이 중간에 끊어지지 않고 자연스럽게 표현되는 것 등에 중점을 두고 있습니다.

3. 말할 때의 태도

태도는 자신의 몸짓에 대한 것입니다. 즉, 말하기 전에 주저 없이 하고 싶은 말이나 행동을 즉시 나타내 보이는 것, 말을 하기 전에 서두르지 않고 침착한 것, 상대방을 바로 보고 말하는 것, 손을 비비거나 발을 흔드는 등의 부자연스러운 동작을 하지 않는 것, 몸 전체가 편안한 자세를 취하면서 말하는 것, 상대방에 대한 기본적 예의를 갖추는 것 등입니다.

이와 같은 자기표현의 기본 요소가 언제, 어디서, 어떠한 상대에게나 나타나도록 반복적으로 연습하는 것이 자기주장에 도움이 됩니다.

역할연기 해 보기

역할연기는 자기주장이 필요한 상황을 설정하고 같은 집단 내의 구성원과 함께 역할을 맡아 자기주장을 연기해 보는 것입니다. 실제 자신의 생활과 관련지어 자기주장 역할연기를 해 보면, 스스로 성공감이나 성취감을 느낄 수 있고, 이러한 자신감은 자기주장 행동을 지속시키는 역할을 합니다.

자기주장 행동이 어려웠던 최근의 상황은 무엇입니까?

____

____

그 상황에서 비주장적인 행동을 하게 되는 원인은 무엇입니까?

비주장적인 행동 뒤에 비합리적 사고가 숨어 있지는 않습니까?

✌ 비합리적 사고의 예

- '좋지 못한 결과는 나의 파멸을 가져올 거야.'
- '모든 일에 있어서 완전무결하게 해야 돼.'
- '나는 주위의 모든 사람으로부터 항상 사랑받고 칭찬과 인정을 받아야 만 해.'
- '원만한 인간관계가 가장 중요하기 때문에 나에게 불리한 상황이 되어 도 끝까지 참는 것이 제일이고 이렇게 하는 것이 인간관계에 훨씬 좋아.'
- '나는 능력이 모자라서 아무것도 할 수 없고, 남들이 누리는 인간으로서의 기본적인 권리도 가져서는 안 돼.'

자기주장 역할연기를 한 후에는 역할연기를 함께 한 다른 구성원과 솔직한 피드백을 나누어 봅시다. 그리고 역할연기에 대한 전반적인 느낌과 결과를 평가해 봅시다.

합리적 사고와 비합리적 사고의 구분

다음의 생각들을 읽고 그것이 합리적이라고 생각되면 ( ) 안에 '+', 비합리적이라고 생각하면 '-'를 표시하십시오.

1. 혼자서 장사를 하시는 이웃집 아주머니께서 심부름을 시키신다. 전에도 몇 번 그런 일이 있었다. 오늘은 아주 피로하여 속으로는 대단히 못마땅하게 생각했으나 결국 거절하지 못하고 다음과 같은 생각들을 했다.

① 아주머니께서 나를 나쁜 학생으로 생각하시지 않았으면 좋겠다. 그러나 항상 내가 모두 기쁘게 할 수는 없다.( )
② 아주머니께 결코 나쁜 학생으로 보여서는 안 된다.( )
③ 이웃에서 하루 이틀 보는 것도 아닌데 내가 거절하면 서로 마음만 상할 것이니 내가 좀 하는 편이 낫다.( )
④ 나도 남의 청을 거절할 때도 있다. 비록 피하려고 노력은 해도 그런 일은 있게 마련이다.( )
⑤ 비록 아주머니께서 나를 끔찍하게 생각하고 있을지라도 나는 거절할 권리가 있다.( )
⑥ 내가 거절하여 아주머니께서 화를 내신다면 그것은 끔찍한 일이다.( )
⑦ 아주머니께 늘 피해만 끼치는데 내가 어떻게 거절할 권리가 있겠어? ( )
⑧ 내가 거절하면 아주머니께서 일시적으로는 불쾌할지 모르지만 먼 안목으로 보면 서로의 인간관계를 위해 도움이 될 수도 있다.( )

*①, ④, ⑤, ⑧이 자기주장적 항목

2. 저녁을 먹고 나서 어머니께서 심부름을 시키신다. 그런데 그 시간은 친구와 약속이 있었기에 어머니의 심부름을 거절하고 싶었으나 결국 거절하지 못하고 다음과 같은 생각들을 했다.

① 나는 절대로 부모님을 실망시키지 말아야 한다.( )
② 내가 부모님께 실망을 드린다면 부모님은 매우 괴로워하실 것이다. 나로서는 부모님이 괴로워하시는 것을 도저히 받아들일 수 없으며 그것은 무서운 일이다.( )
③ 아무 나무랄 데 없는 자식이 되도록 꼭 옳은 일만 해야 한다.( )
④ 나중에는 나의 현재 결정이 옳지 못한 것일지 모르나 현재로서는 친구와의 약속을 지키는 것이 더 좋을 것으로 생각된다.( )
⑤ 공부도 잘 못하는 나로서는 부모님 말씀을 거절할 처지가 못 된다.( )
⑥ 부모님께서는 무엇이든지 나에게 시키기만 하면 내가 할 것으로 기대하고 계신다. 그러니 화가 나더라도 참고 내가 고통을 당하는 편이 낫다.( )
⑦ 가끔 부모님과 의견이 다를 수 있고 내가 잘못할 수도 있다. 그러나 그것이 나의 파멸을 가져오는 것은 아니다. 잘못되었다는 것이 틀림없으면 앞으로 더 잘해 보도록 노력하겠다.( )
⑧ 만약 내가 본의 아니게 부모님을 실망시킨다고 해서 그것이 곧 내가 나쁜 자식이라는 것을 의미하는 것은 아니며, 단지 나도 인간이기에 실수를 할 수 있다는 증거로 완전한 사람보다 좀 못할 뿐이다.( )

*④, ⑦, ⑧이 자기주장적 항목

자기주장 행동의 시기

1. 자기주장 행동을 해야 할 경우

- 특정 사람에 대한 분노, 불만, 애정이 머리에서 사라지지 않는다.
- 특정 장면이 머리에서 사라지지 않는다.
- 그 사람을 만나려고 하면 불안해지거나 분노가 생겨 만나기 싫다.
- 그 사람을 대하면 어딘가 위축된다.
- 수동적 · 공격적 행동을 취한다.
  예) 집에 어머니가 편찮으셔서 부엌일을 하게 되었을 때 하기 싫다고는 못하기 때문에 고의로 그릇을 깨거나 밥을 태워 버린다.
- 상대방에게 알아보고 싶은 것이 있을 때 솔직하게 물어보지 못하고 상징적으로나 간접적으로 힌트를 사용한다.
- 자신의 행동을 정당화하기 위해 마음에도 없는 행동을 한다.
- 자신을 형편없는 인간으로 생각한다.
- 합리화를 통해 스스로의 인권을 포기한다.
  예) 마음이 약한 그 친구를 위해서 내가 참는다.
- 상대방에게 주먹질을 하거나 욕설을 한다.
- 자신의 문제에 다른 사람이 관련된 것처럼 보이도록 긴 설명이나 변명을 늘어놓는다.

2. 자기주장 행동을 삼가야 할 경우

- 너무 큰 모험이라고 생각될 때
- 자기의 인권이 침해당하지 않았음이 분명할 때

- 아주 민감한 사람을 보호할 때
- 상대방이 어려운 문제에 빠져 있다고 생각될 때

좀 더 자기주장적으로 되는 첫 단계는 자신의 주장이나 느낌을 쉽게 표현하지 못하는 상황에는 어떤 것이 있는가를 나 스스로 아는 것입니다.

자기주장을 제대로 하고 있는지 여부를 평가하기 위해 다음 네 가지 영역의 질문을 자신에게 해 보아야 합니다.

- 긍정적인 감정: 여러분은 다른 사람이나 자신을 칭찬할 수 있습니까?
- 부정적인 감정: 여러분은 자신의 분노나 좌절을 표현할 수 있습니까?
- 제한: 여러분은 남의 부탁을 거절할 수 있습니까?
- 자발성: 여러분은 자신이 필요한 것을 부탁하거나 혹은 다른 사람에게 먼저 이야기를 걸 수 있습니까?

자신이 위의 네 영역에 대해 전반적으로 어떤지를 따져 보고, 거기에 더해 어떤 경우에 또는 어떤 사람 앞에서 자기주장하기가 더 어려운가를 생각해 보십시오.

그다음 낯선 사람, 부모, 사장이나 윗사람, 고용주, 남자, 여자 혹은 아이들이나 배우자에게 자기주장을 하는 것을 상상해 보십시오.

자기주장 연습하기

1. 여러분이 자기주장을 펴지 못하는 상황이나 혹은 자기주장을 하더라도 만족스럽지 않은 상황을 하나만 써 보십시오.

2. 그 상황에 대한 여러분의 반응은 어떻습니까? (그냥 자신이 반응하는 대로 써 보십시오.)

3. 여러분은 자신의 그런 반응을 어떻게 분류하겠습니까? (예를 들면, 철수, 복종, 공격, 통제 등)

4. 이러한 반응이 여러분에게 특징적인 반응입니까? (자주 사용되는 반응이고 그런 상황에서는 거의 그렇게 반응합니까?)

5. 이러한 상황에 대한 여러분의 느낌은 어떻습니까? (느낌을 솔직하게 쓰시면 됩니다. 예를 들어, 속으로 화가 난다, 자신이 못났다는 생각이 든다 등)

6. 여러분이 자기주장하는 것을 어떤 생각이나 느낌이 방해합니까?

7. 나는 무엇을 원하고 있나요? 내가 원하는 대로 행동을 한다면 그들은 어떻게 행동할까요?

8. 다음에는 어떻게 다른 반응을 보이거나 다르게 행동하겠습니까?

11 신체상 1: 신체와 자존감

신체상이란?

1. 신체상이란?

신체상이란 실제의 외모가 아닌 머릿속에 떠오르는 자신의 모습입니다. 즉, 머릿속에서 자신의 모습을 거울로 보고 있는 것입니다. 한마디로 자신이 자신을 어떻게 보고 느끼고 평가하고 또 이로 인해 행동을 어떻게 변화시키고 있는가를 다 포함하는 개념입니다.

2. 왜 비만에서 신체상이 문제가 되나요?

현대 사회는 외모지상주의가 지나치게 힘을 발휘하고 있고 날씬함에 대한 사회적 압력이 지나쳐서 현재 자신의 체중이나 체형이 어떻든 상관없이 정상인, 특히 정상적인 젊은 여성의 약 85% 이상이 자신의 체중과 체형에 대해 불만을 가지고 있다고 합니다. 이를 정상적 불만족(normative discontent)이라고 부릅니다.

많은 사람들이 체중감소가 남에 대한 호감도를 높이는 것이며 자신의 이미지를 좋게 할 것이라 믿습니다. 이런 문제가 비만한 사람들로 하여금 자신이 할 수 있는 것보다도 더 낮은 체중을 목표로 삼게 하고, 체중이 실제로는 빠지고 있음에도 빨리 빠지지 않으면 실망하게 되며, 설사 빠졌더라도 자신이 원하는 만큼 빠지지 않으면 불만족해합니다. 따라서 비만한 사람들이 이런 신체상의 문제를 가지고 있는 경우 현실적인 치료 목표를 잡는 데 어려움이 있습니다. 또한 실제로 노력을 해서 결과가 나와도 만족해하지 않고 감소된 체중을 지속적으로 유지하는 데 필요한 기술과 태도를 습득하는 것도 방해합니다. 실제로 치료가 끝날 무렵에 신체에 대한 불만족을 계속 가지고 있는 경우에는 체중 재증가가 많았다는 보고도 있습니다. 물론 비만한 사람들에게는 체중감소 자체가 신체상 문제의 호전을 가져옵니다. 그러나 신체상의 호전이 체중감소와 직접적인 연관이 없다는 연구도 많이 있습니다.

3. 신체상 문제 다루기

신체상 문제는 실제로 어떻게 보이는가가 아닌 자신의 신체에 대해 어떻게 생각하고 느끼는가에 대한 문제입니다. 자신의 체중이나 외모에 대해 불만이 많고 부정적인 태도를 가질수록 체중감소에 대한 자신의 노력을 평가절하해서 노력을 하고도 결국은 체중감소 노력을 포기하거나 지속적으로 감소된 체중을 유지할 수 없습니다. 따라서 이 문제는 비만한 사람들의 성공적인 체중조절을 위해서는 꼭 다루어야 하는 문세입니다.

비만이 자존감에 영향을 미치지 않는 사람들의 특성

1. 자신과 같이 비만한 다른 사람들을 혐오나 편견을 가지고 보지 않는다

자존감이 높은 사람들은 비만에 대하여 부정적인 편견을 내재화하지 않습니다. 자신이 그 집단에 속해 있을 때 과체중의 사람들을 싫어하는 것은 자신의 자존감도 심각하게 위협할 수 있습니다. 특히, 그 집단에서 벗어나는 것이 쉽지 않다면 말입니다.

2. 자신에 대한 긍정적인 느낌과 자기 사랑이 다른 사람의 인정에 의해 좌지우지되지 않는다

자존감이 다른 사람의 칭찬과 인정에 매우 의존되어 있다면, 긍정적인 평가를 받지 못할 때 자존감이 낮아지기 쉽습니다. 그리고 다른 사람에게 받는 평가가 어떤 것이냐에 따라 자존감의 기복이 심할 수 있습니다. 이러한 것들을 내면에서 몰아내고, 자기평가와 자기인식 위에 자존감을 세우려는 노력은 자존감을 더 견고하게 만드는 것입니다.

3. 모든 결과가 다 인과응보에 의한 것은 아니며, 모든 일을 개인이 다 통제할 수 있는 것은 아님을 알고 있다

'삶에 대한 모든 책임이 나에게 있다.'는 생각을 체중에 전가한다면, 여러 가지로 해로울 수 있습니다. 그런 생각은 다이어트에 대한 실패를 '나'라는 사람이 곧 '실패자'임을 증명하는 것으로 받아들이기 때문입니다. 최선의 노력을 해도 바람직한 결과를 얻지 못하거나 이루지 못할 수도 있습니다. 이것이 꼭 나의 잘못은 아닙니다. 아직도 많은 질병이 치료될 수 없습니다. 그러나 그것은 환자가 무엇을 잘못했기 때문이 아니라, 아직 우리가 그 질병들에 대해서 완전히 알지 못하고 그것을 치료하는 최선의 방법을 모르고 있기 때문입니다.

4. 자존감이 높은 사람들은 사회에서 임의적으로 수용되는 체중을 거부하거나 무시할 수 있다

최근 연구에서 아프리카계의 미국 여성과 유럽계의 미국 여성이 비만에 대하여 가지는 평가가 매우 다름을 볼 수 있습니다. 정상체중과 과체중 여성의 사진을 두 집단에 보여 주었을 때 아프리카계 미국 여성은 비만한 몸에 대하여 나쁜 견해를 보이지 않았으나, 유럽계 미국 여성은 매우 나쁜 평가를 하였습니다. 아프리카계 미국 여성들은 자신의 신체 크기에 대하여 불만족을 느낀다고 해도 스스로 매력적이라고 생각하는 경우가 많습니다. 그리고 아프리카계 미국 소녀들도 신체 크기 또는 체중에 더하여 개인의 스타일이나 표현 같은 요소에 더 초점을 맞춥니다. 일률적으로 바람직하다고 할 수 있는 체중은 정해져 있는 것이 아니라, 종족마다 문화마다 매우 다양할 수 있습니다. 체중에 대하여 다면적인 시각을 갖는다면, 자신의 체중과 관련 없이 자신의 외모에 대해 더 만족할 수 있을 것입니다.

5. 자존감이 높은 사람들은 자신을 비난하기보다 자신을 비난하는 사람들의 편견과 선입견을 비난할 수 있다

한 연구에 따르면 자존감이 취약한 비만한 아동은 자신의 과체중에 대한 책임이 자신의 과식이나 부족한 운동 때문(내적인 요인)이라고 믿고 있었습니다. 그러나 건강한 자존감을 가지고 있는 비만한 아동은 자신의 과체중의 원인을 외적인 것(가족의 체질, 의학적인 원인)에 귀인하고 있었습니다. 그리고 이런 아동은 체중이 자신의 친구 관계나 주변 관계에 영향을 미칠 것이라고 생각하지 않았습니다. 실제로 건강한 자존감을 가진 비만한 사람이 취업에 실패한 이유를 자신이 면접을 잘 보지 못해서가 아니라, 고용인이 비만한 사람에 대하여 편견을 가지고 있었기 때문이라고 생각하고 오히려 그러한 고용인의 선입견을 비난한 사례가 있습니다.

자존감 치료하기

비만한 사람들에게 정서적인 건강은 신체적인 건강만큼이나 중요합니다. 다음은 자존감을 치료하는 데 도움이 되는 '처방'이 될 수 있습니다.

1. 신체의 기능적인 본질에 감사하라

살이 찐 것을 걱정하는 대신에 당신이 산책할 수 있고, 사랑하는 아이를 꼭 껴안을 수 있고, 장미 냄새를 맡을 수 있고, 음악을 들을 수 있게 해 주는 당신의 신체에 감사해 보십시오.

2. 큰 신체에 깃들어 있는 장점을 인식하라

예를 들어, 살이 찐 경우 골다공증으로 고통받을 가능성이 적습니다. 또한 차별은 그것을 경험하는 사람 자신을 더 강하게 만들고 다른 사람의 아픔을 함께할 줄 알며 인내심을 강하게 만듭니다.

3. 신체의 크기와 형태에 관한 역사를 탐구해 보라

매우 마른 체형을 이상으로 삼는 것은 매우 최근의 현상이며 주로 서구사회에만 한정된 것입니다. 시대별 여성의 그림을 보면 오히려 살이 찐 것이 관능적인 여성의 표준으로 인식되어 왔습니다. 또한 오늘날조차도 많은 문화들이 약간 살이 찐 신체가 바람직하다고 인정하고 존중하고 있습니다.

4. 자연에서 다양성의 개념이 얼마나 풍부한가를 주시하라

꽃과 나무와 동물들이 갖가지 모양과 색깔과 크기를 가지고 있는 것처럼 사람도 마찬가지입니다. 우리가 만약 자연에서의 미와 형태의 다양성을 인정할 수 있다면, 인간의 신체에서도 같은 다양성을 인정할 수 있습니다.

5. 자신을 다른 사람과 비교하는 것을 멈추라

만약 비교해야 한다면 매스컴에 나오는 이미지가 아니라 실제 사람을 보십시오. 사람들은 그 누구도 같은 사이즈를 가진 사람은 없습니다.

12 신체상 2: 부정적 신체상 극복하기

부정적 신체상의 원인

신체상이 부정적으로 이루어지는 데는 다음과 같은 요인들이 있습니다. 사람들에 따라 이런 요인들은 다르게 작용합니다.

1. 사회의 일반적인 압력

현재의 아름다움은 어떤 기준입니까? 그리고 사회는 당신에게 어떻게 외모나 체중에 대해 압력을 가합니까?

2. 자신에게 특수한 상황이나 환경적 압력

집안에서 혹은 직장에서 외모나 체중에 대해 어떤 압력을 받았습니까?

3. 신체적 특징

당신의 외모에서 특정 부위 때문에 외모나 체중에 대해 더 부정적인 생각을 가지지는 않았습니까? 그렇다면 어떤 문제인가요?

4. 놀림받은 경험

과거에 외모나 체중 때문에 놀림이나 모욕을 받은 적이 있었는지요? 그렇다면 언제, 어떤 상황에서 그런 일이 일어났습니까?

부정적 신체상의 지속 요인

부정적으로 형성된 신체상이 지속되는 데는 다음과 같은 요인들이 작용할 수 있습니다.

1. 환경적 요인

사회의 일반적인 압력과 당신의 특수한 상황이나 환경적 요인이 부정적인 신체상의 문제를 지속시키는 데 어떤 작용을 하고 있습니까?

____

____

____

____

2. 행 동

부정적인 신체상을 지속시키는 행동에는 신체적 회피와 신체적 점검이 있습니다. 신체적 회피는 자신의 외모나 체중이 노출되는 상황을 피하는 것(예를 들어, 목욕탕 가지 않기, 옷 사러 가지 않기 등)이고 신체적 점검은 자신의 외모나 신체의 특정 부분을 반복적으로 점검하는 것(예를 들어, 반복적인 체중 측정, 상대방에게 수시로 외모 확인 요구 등)입니다. 당신에게는 어떤 문제들이 있습니까?

신체적 회피

신체적 점검

3. 잘못된 생각과 믿음

부정적인 신체상을 유지시키는 데는 다음과 같은 고정된 생각과 믿음이 작용을 합니다. 즉, 부정적 예측(예를 들어, '이런 뚱뚱한 나를 아무도 좋아하지 않을 거야.' 등), 반복적인 비판적 생각(예를 들어, '내 엉덩이와 가슴은 너무 커.' 등), 신체 느낌을 잘못 해석하는 것(예를 들어, 뒤뚱거리는 걸음을 뚱뚱해서라고 해석하는 것, 생리 전 수분 증가를 체중증가로 해석하는 것 등) 그리고 역기능적인 믿음(예를 들어, '날씬해야만 성공할 수 있어.' '날씬하지 않으면 자신감을 가질 수 없어.' 등)이 그것입니다. 이런 생각이나 태도는 자신도 모르게 많은 상황에서 나타나 당신을 괴롭힐 것입니다. 당신에게 이들 중 어떤 문제가 있는지를 생각해 보십시오.

부정적 예측

반복적인 비판적 사고

신체 느낌을 잘못 해석하기

역기능적 믿음

13 신체상 3 : 자신의 몸 받아들이기

자신의 몸 받아들이기

1. 자신의 평가에 있어 신체의 중요성

자신을 평가하는 데 신체가 얼마나 중요한 자리를 차지하고 있는지, 그리고 그것이 자신에게 적용될 때와 타인에게 적용될 때 얼마나 다른지 마차바퀴 기법을 이용해서 알아보도록 하겠습니다(신체상 평가 이용).

만약 사람을 외모, 학력, 재력, 성격, 대인관계, 집안, 예의나 태도, 직업 등 8가지 요소를 가지고 평가한다면 첫 번째 원에는 현재 자신을 평가하는 데 있어 8가지 요소가 어떻게 작용하는지, 두 번째 원에는 자신이 이상적으로 생각하는 자신에 대해서는 어떤지, 세 번째 원에는 자신이 이상적으로 생각하는 배우자를 원한다면 8가지 요소들이 어떻게 조합된 사람을 원할 것인지를 그려 보도록 하십시오. 원에서 차지하는 넓이가 넓을수록 그만큼 중요하게 여겨지고 있다는 것을 뜻합니다.

첫 번째 원은 자신이 자신을 평가하고 있는 것을, 두 번째 원은 남들이 자신을 평가하고 있는 것을 그리고 마지막 원은 자신이 남을 평가하고 있는 것을 보여 줍니다. 대개 두 번째와 세 번째의 양상은 비슷하고(8가지 요소가 골고루 비슷한 비율로 분포하는 양상을 보입니다.) 첫 번째의 경우는 외모나 외적 가치가 더 많은 양상을 보여 자신을 평가할 때와 남을 평가할 때 기준이 다른 이중 잣대의 문제를 보여 줍니다(신체상 평가 예 참조).

이제까지는 여러분이 가진 신체상의 문제가 무엇인지, 어떤 요인에 의해 만들어지고 지속되어 왔는지 그리고 그것이 자신을 평가하는 데 있어 어떤 역할을 해 왔는지에 대해 알아보고 확인을 했습니다. 이제는 신체상의 문제를 어떻게 극복하고 현재 자신의 몸, 그 자체를 어떻게 좀 더 인정하고 받아들일지에 대해 초점을 맞추고자 합니다.

2. 자기 신체의 긍정적인 부분에 대해 50개 적어 보기

여러분은 자기의 신체에 대해 부정적인 부분을 이야기를 해 보라고 하면 마치 준비가 되었다는 듯이 쉽게 나올 것입니다. 이제 자신의 신체에 대해 긍정적인 부분을 찾아보도록 하겠습니다. 이 방법은 신체의 기능이나 느낌을 제외하고 신체가 가지는 외적인 부분에 대해서만 구체적으로 긍정적인 기입을 하는 것입니다(예를 들어, 반듯해서 안정감을 주는 이마, 발그레하고 통통해서 귀여운 볼 등). 만약 당신 혼자서 발견하기가 쉽지 않다면 당신에게 가까운 주위 사람들에게 도움을 받아 완성해도 좋습니다. 이를 통해 당신은 이제 당신의 몸을 바라보는 시각을 바꾸기 시작할 수 있을 것입니다.

3. 자기 신체 중 가장 마음에 들지 않는 곳을 골라 이를 대상으로 편지와 답장 쓰기

자기의 신체 중에서 가장 마음에 들지 않는 곳을 한 곳 골라 보십시오(예를 들어, 코끼리 다리 같이 굵은 허벅지). 그리고 그 고른 부분을 대상으로 그동안 가져왔던 부정적인 생각이나 미운 마음을 솔직하게 편지로 써 보십시오.

To: ____________

그리고 이 편지에 대한 답을 당신이 싫어했던 그 부위가 되어 써 보도록 하십시오.

To: ____________

많은 경우 이 과정을 통해 자신의 몸을 싫어하고 미워만 했지 실제로 그를 위해 무조건적인 체중조절 이외에는 제대로 해 준 것이 없다는 것을 알게 될 것입니다. 그리고 결국 자신의 신체를 미워한다는 것은 자신을 미워하는 것임을 알게 될 것입니다. 미울수록 밀쳐 내는 것이 아니라 끌어안고 쓰다듬고 위해 주어야 문제가 해결된다는 것도 알게 될 것이고, 신체 그 부위를 받아들이고 사랑하기 위해 노력하는 것이 자신을 사랑하고 받아들이는 것의 시작이라는 것도 알게 될 것입니다.

4. 신체의 기능에 대해 생각해 보기

신체를 보다 긍정적으로 느낄 수 있는 방법으로는 단지 몸의 모양이나 크기뿐만 아니라 몸이 어떤 역할을 하는지 주의를 집중해 보는 것이 있습니다.

몸이 있음으로써 내가 어떤 일을 할 수 있는가?

예: 걷고 이야기할 수 있다.

몸이 있음으로써 내가 어떤 일을 즐길 수 있는가?

예 : 색깔을 보고, 음악을 들을 수 있다.

신체에 대한 나의 단언

여러분 자신과 여러분의 신체에 대한 느낌을 바꾸기 위해서 자신에게 어떻게 이야기하는 것이 좋겠습니까?

여러분의 신체에 대한 생각과 느낌을 보다 긍정적으로 발전시키기 위하여 여러분의 신체에 대한 긍정적인 이야기나 생각을 5개만 적어 보십시오.

1. ______________________________
2. ______________________________
3. ______________________________
4. ______________________________
5. ______________________________

이것을 매일 크게 읽으십시오!!

신체상 평가

평가항목: 외모, 학력, 재력, 성격, 대인관계, 집안, 예의나 태도, 직업

현재의 나

이상적인 나

배우자

신체상 평가 예

평가항목: 외모, 학력, 재력, 성격, 대인관계, 집안, 예의나 태도, 직업

현재의 나

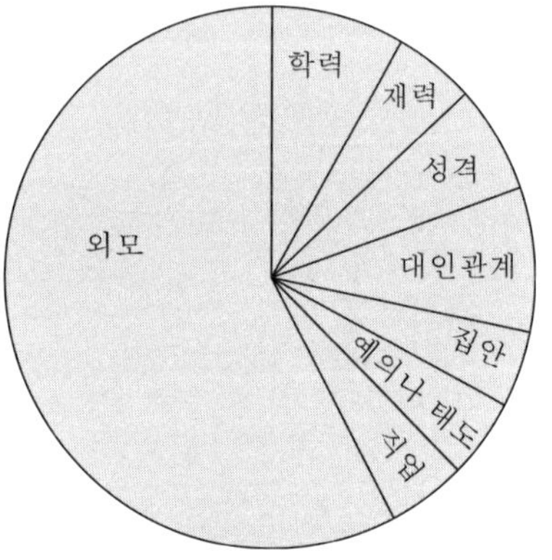

이상적인 나

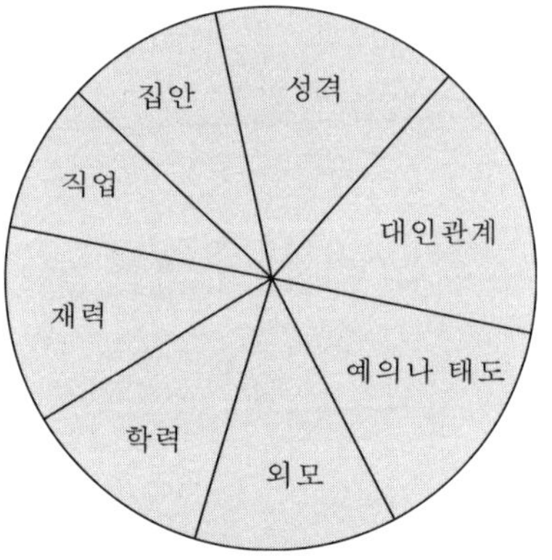

배우자

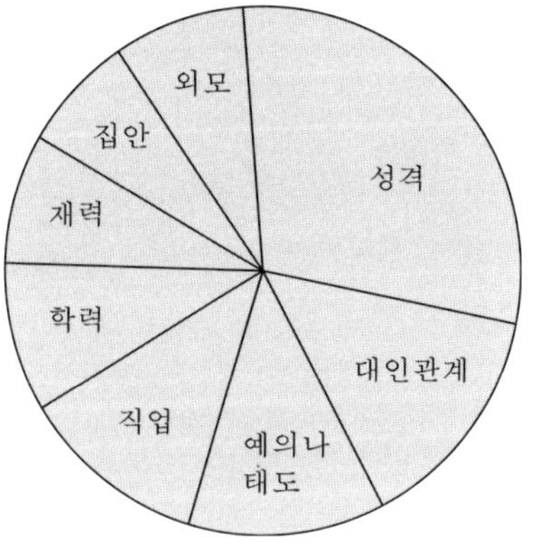

신체상 일기

내 몸에 대해서 부정적인 생각이 들 때, 몸매 때문에 상황을 일부러 피할 때, 부적절한 방식으로 몸을 체크하고 있을 때 이 일기를 써 보십시오.

상황	느낌(감정)	생각	행동	결과	대안적 사고

14 재발방지 및 체중유지 1

여러분은 많은 변화를 시도하고 또 많이 변화하셨습니다. 폭식비만의 경우 두 가지 문제를 지속적으로 조절을 해야 합니다. 그중 하나는 폭식을 하지 않고 건강한 식사를 꾸준하게 유지하는 것, 다른 하나는 이제까지 생활의 변화를 유지시켜 지속적으로 체중을 줄이거나 줄인 체중을 유지시키는 것입니다.

재발방지

1. 악화와 재발의 정의

악화란 증상이 일시적으로 나빠지는 것을 이야기합니다. 쉽게 말하면 이보 전진을 위한 일보 후퇴라고 할 수 있습니다. 그러나 재발은 질병이 완전히 치료 이전의 상태나 그보다도 심한 상태로 가는 것을 말합니다. 폭식비만으로 고통받는 분들의 경우 대부분은 재발이 아니라 악화인데, 자신은 '이제 절대 나빠져서는 안 된다.'는 사고방식이 악화를 재발로 인식하게 만들어 노력을 포기하게 만들 수 있습니다.

재발에 대해 자신이 생각하고 있는 바를 써 보도록 하십시오.

____

____

____

2. 왜 악화 혹은 재발하는가?

- 규칙적으로 음식을 먹지 않는 경우
- 스트레스, 부정적인 감정, 자기 파괴적인 생각 등
- 차라리 이상식사행동을 하는 것이 낫다는 생각

그렇다면 나의 경우는 어떤 종류의 문제, 상황, 생각이 악화 혹은 재발에 영향을 줄까요?

____

____

3. 재발방지 계획 — 재발할 경우 할 수 있는 일

다음은 폭식 행동이 재발하는 과정을 보여 주는 예입니다.

> 32세의 P씨는 성공적으로 치료를 끝내고 문제없이 잘 유지하고 있었습니다. 그런데 최근에 그녀는 시댁과 갈등이 생기면서 스트레스가 많아졌습니다. 얼마 전 시어머니께서 올라와 사이가 껄끄러웠던 시누이가 취직 공부를 하기 위해 우리 집에 있어야 한다는 이야기를 들은 후 너무 걱정이 되어서 잠이 오지 않을 정도였습니다. 집안 사정이 시누이가 올라와 있을 상황도 되지 않을뿐더러 이런 사정을 전혀 고려하지 않고 한마디 상의도 없이 결정된 것이 너무 화가 나고, 시어

> 머니가 일방적인 통보를 할 때 그런 이야기를 당당하게 하지 못하고 주눅이 들었던 자신에게 더 화가 났습니다. 이런 중에 남편은 마치 남의 일처럼 무관심한 태도를 보이고 있어 더 화가 나고 이야기를 하자고 하면 바쁘다고 오히려 짜증 내는 일이 늘어나면서 화가 너무 많이 나서 집안에 있으면 다시 걷잡을 수 없이 음식을 먹고 있는 자신을 발견하였습니다. 이러고 나면 자신이 더 형편없이 느껴져서 우울하기도 했습니다. 이러면서 규칙적으로 먹던 식사도 불규칙해지고 사람들도 만나기 싫어져 집에 있을 때에는 먹지 않으면 무기력하게 누워 있는 시간이 많아졌습니다.

여러분 생각에 P씨는 식사행동과 식사계획의 측면에서 무엇을 하는 것이 필요합니까?

___

___

P씨의 폭식행동에 대해서는 무엇이 필요합니까?

___

___

P씨는 문제해결을 위해서 어떤 일을 할 필요가 있다고 생각하십니까?

___

___

P씨의 경우 재발의 방지, 원인, 증상관리 면에서 어떻게 전반적인 결론을 내릴 수 있겠습니까?

___

___

재발방지를 위한 구체적 계획

다음은 여러분이 일시적인 악화를 재발로 연결시키지 않도록 하는 데 도움을 줄 수 있는 것들입니다.

재발을 방지하기 위하여 다음과 같은 사항을 고려해 봅시다.

① 폭식행동의 재발을 막기 위해서는 폭식행동을 유발하는 고위험도 자극을 스스로 노출시키는 것이 필요합니다. 이러한 고위험도 자극들은 다양한 음식과 상황으로 구성되어 있습니다(설탕이 든 음식, 스트레스를 받는 일 등).

② 일단 여러분이 폭식행동을 조절할 수 있게 되면, 이러한 고위험도 음식이나 상황을 일상생활에 포함시키기 시작할 수 있습니다. 첫 단계는 이러한 고위험도 자극들의 순위를 정하는 것입니다. 순위는 가장 쉬운 것부터 순서대로 정합니다.

③ 우선 가장 조절하기 쉬운 고위험도 음식이나 상황에서부터 시작하여 여러분 스스로 그 상황에 노출시키기 위한 계획을 세우십시오(예를 들면, 저녁식사 후에 한 조각의 빵을 먹는 것을 식사계획표에 넣기, 스트레스 상황하에서도 음식으로 해결하지 않고 그 문제를 직접 해결하려 시도하면서 규칙적인 식사를 하기). 여러분이 이러한 상황이나 자극에 노출되었을 때 성공을 보장할 수 있는 충분한 환경을 만들어 두어야 합니다. 예를 들면, 음식의 양과 언제, 어디서 먹기를 원하는지를 결정하십시오. 또한 여러분이 성공하기 위해서는 지지해 줄 다른 사람들이 필요하며, 이런 경우 함께 식사하거나 문제를 해결하는 데 도움을 줄 지지적인 친구나 동료를 선택해야 합니다. 이러한 상황과 연관된 불안과 싸우기 위해서

식사 후에는 즉각적으로 각자가 하고 싶은 일을 계획에 넣으십시오. 이렇게 새로운 과제를 성취한 후에 여러분의 감정을 적어 보십시오. 친구와 함께 당신의 생각과 감정에 대해 토론할 수도 있습니다. 다음의 고위험도 음식이나 상황으로 넘어가기 전에 당신이 편안해질 때까지 연습을 계속하십시오.

④ 만약 어떤 기분(분노와 같은)이나 어떤 생각이 새로운 상황에 당신을 노출시키기 어렵게 만들기도 할 것입니다. 이럴 때에는 여러분은 이러한 생각과 감정이 조절될 때까지 당분간 노출을 연기할 필요가 있습니다.

⑤ 효율적으로 고위험도 음식과 상황을 다룰 수 있기 위해서 단계적으로 이러한 상황에 노출시키십시오.

⑥ 어떤 사람들은 특정 음식을 지속적으로 피합니다. 만약 그렇다면 이러한 음식들을 피해야 하는 이유와 피하지 않아도 되는 이유에 대해서 고려해 보십시오.

⑦ 이러한 연습을 하면서 어떤 불안이 생길 때 음식으로 불안을 해소하려고 하지 않는 것이 중요합니다. 대신 그러한 불안을 받아들이고 다른 대체행동을 연습하는 것이 필요합니다(예를 들면, 이완 훈련, 지지적인 친구와 이야기하기, 산책하기 등).

상상으로 재발에 대한 시나리오를 써 봅시다

체중조절의 성공은 체중유지에 있다

이미 언급한 대로 체중은 평생을 통해 관리를 해 나가야 하는 문제이지 일시적으로 조절이 되고 그만둘 문제는 아닙니다. 따라서 체중을 조절하기 위해서는 체중감소도 중요하지만 체중유지는 더 중요하다고 할 수 있습니다.

앞에서 건강한 식사와 건강한 운동을 통해 건강한 생활을 함으로써 자연스러운 체중(natural weight)을 유지하는 다이어트를 평생 할 수 있는 다이어트라고 말씀드렸습니다. 강제식사의 최종 목표가 이것이라는 말씀도 드렸습니다.

이런 다이어트를 통해 우리는 소위 말하는 '융통성 있는 제한(flexible restraint)'을 얻을 수 있게 됩니다. 융통성 있는 제한이란 체중을 안정적으로 유지하는 사람들의 경우 매일 먹는 음식과 그 양은 다르지만 일주일이나 한 달을 모아 평균을 내면 비슷한 수준이 되는 것을 의미합니다. 이런 다이어트를 하는 것도 쉬운 것은 아닙니다. 평생을 이렇게 하기 위해서는 많은 주의와 노력을 기울여야 할 것입니다. 그러나 이 방법은 단기간 동안 이루어지는 것은 아니지만 각자의 생활방식에 맞게 맞추어 나간다면 아주 힘들이지 않아도 할 수 있을 것입니다.

체중유지를 위한 전략

체중유지를 위해 필요한 전략에는 다음과 같은 것이 있습니다.

1. 유지체중의 범위를 정하고 체중에 대한 자가 모니터링을 체계화시키기

유지 가능한 현실적인 체중의 범위를 정하고 만약 이보다 낮은 체중을 목표로 체중감소를 하려 한다면 그것이 가진 득과 실을 충분히 따져 보아야 합니다. 그러고도 줄이겠다는 결심을 한다면 일시 유행하는 다이어트가 아닌 이 치료에서 배운 대로 3개월 정도 그 방법을 시도해 보고 가능한 한 빨리 유지하기 위한 전략으로 돌아가야 합니다.

2. 의미 있는 체중 변화와 사소한 체중 변화를 구분하기

일시적인 체중의 변화가 아닌 체중 변화의 경향성과 추세를 살펴보아야 합니다. 이렇게 하기 위해서는 지난주와만 비교하지 말고 지난 4주간의 체중변화를 살펴보는 것이 도움이 됩니다. 2kg 이상의 갑작스러운 체중 변화가 2회 이상 반복된다면 의미 있는 체중변화로 보고 주의를 기울여야 하고, 특히 폭식으로 인한 갑작스러운 체중 변화는 긴급한 상태임을 알아야 합니다.

3. 장기적으로 체중을 유지할 수 있는 기술을 확립하기

- 체중유지를 위해 에너지 균형을 맞추는 것이 중요한데 에너지 균형은 사용하는 것도 중요하지만 섭취하는 것을 조절하는 것이 더 중요합니다.
- 휴가, 스트레스 상황 등과 같은 상황을 미리 예측할 수 있다면 미리 계획을 세워 행동을 해야 합니다. 그렇지 않은 경우라도 현장에서 바로 계획을 가지고 움직여야 합니다. 안 된다는 포기는 금물입니다.
- 규칙적으로 체중을 모니터링하고 평가하여야 합니다.
- 활동적인 생활방식이 체중유지의 성공에 매우 중요합니다.
- 체중 변화가 현저할 경우 이에 주목하고 바로 다루어야 합니다.
- 새로운 허용범위 내에 체중이 도달할 경우 이 체중을 유지하기 위해 에

너지 소모와 섭취 사이에 균형을 맞추어 유지를 해야 합니다. 이것을 가능하게 하는 것이 바로 지속적인 체중의 모니터링입니다.

4. 체중 변화에 대처하기

의미 있는 체중 변화(4주 이상 연속 증가, 갑작스럽게 2kg 이상 증가, 체중 허용 범위를 넘어섰을 때)가 일어나면 다음과 같은 단계를 거쳐 이에 대응해야 합니다.

- 체중 변화 인지하기
- 체중 변화의 이유를 찾기: 에너지 섭취의 변화/소모의 변화/병, 임신 혹은 약
- 행동 변화의 이유를 찾아보기(배경이 되는 원인을 찾아보기)
- 식사행동 일기를 적으면서 구체적인 계획을 세우고 적용하기
  - 1단계: 체중을 허용범위 내로 줄이기 위해(대개는 허용 범위의 중간 값이 목표가 됩니다.) 마이너스 에너지 균형을 만들고, 음식 섭취를 줄이면서 3일 내지 7일 단위로 체중 변화를 검토합니다.
  - 2단계: 일단 체중이 교정되면 이 체중을 안정적으로 유지하기 위해 바뀐 생활습관에 적응하는 것이 중요합니다. 이때 식사행동일기와 활동일기는 쓰기를 멈추더라도 체중 모니터링은 계속 해야 합니다.
- 행동 변화의 이유에 대한 대처 방안을 계획하고 실천하기

15 재발방지 및 체중유지 2

개인별 체중유지 계획

앞으로의 체중유지를 위해 고려해야 할 점과 각자의 체중유지 계획을 세워 보도록 하십시오.

1. 체중증가를 바라지 않는 이유

2. 체중유지

1) 목표 체중의 범위

목표 체중의 범위 그리고 체중을 줄이는 것의 위험성에 대한 생각과 만약 줄이려고 한다면 어떻게 할 것인지를 적어 보십시오.

2) 좋은 식사습관

3) 좋은 활동습관

4) 위험요소들

5) 체중 모니터링과 점검

나는 매주 ___ 요일 아침에 일어나 소변을 보고 물도 먹지 않고 옷을 가능한 적게 입고 같은 저울을 같은 장소에 놓고 측정하여 체중점검표에 기록할 것이다.

6) 언제 먹을 것인가?

나는 다음과 같은 상황이 벌어질 경우 대체행동을 취할 것이다.

(1) 체중이 허용범위를 넘어설 때

(2) 지난 4주간 체중이 계속 증가했을 때

(3) 2kg 이상의 체중 변화가 갑자기 나타났을 때

3. 체중이 허용범위를 넘어섰을 때

1) 체중 변화의 평가

어느 정도의 체중 변화가 얼마의 기간을 통해 이루어졌나?

____

____

____

____

2) 가능한 원인 및 이에 대한 대책은? — 식사행동 일기 및 활동일기 작성, 체중모니터링 시작

(1) 음식 섭취의 변화

____

____

____

____

(2) 활동량의 변화

____

____

____

____

(3) 몸이 아파서 혹은 약 때문에

3) 이외에 가능한 원인은 ?

4) 체중 변화에 대한 대책

(1) 마이너스 에너지 균형을 만들어 3주마다 점검하기: 이렇게 하기 위한 나의 일일 에너지 섭취량은? ______kcal

(2) 체중 변화를 가져온 잘못된 식사습관과 활동습관에 대한 나의 대응은?

식사습관

활동습관

5) 이외의 다른 원인을 다루기 위한 계획 세우기

나의 다른 원인은?

이에 대한 대처 계획은?

프로그램을 마치면서

이제 당신은 혼자서 체중을 조절할 수 있는 준비를 마쳤습니다. 이것은 체중조절에 대한 노력이 끝난 것이 아니라 이제는 당신이 스스로 치료자가 되어 시작하는 것을 의미합니다. 이렇게 할 때 이제까지 함께 배우고 이야기했던 많은 것들이 당신에게 도움을 줄 것입니다. 당신은 더 이상 혼자가 아닙니다. 당신 안에 당신을 도울 수 있는 많은 무기가 있음을 잊지 마십시오. 지금까지의 노력에 진심 어린 박수를 보내며 새로운 출발을 축하드립니다. 체중조절의 문제는 우리 모두에게 평생을 통해 변해야 할 생활습관의 문제라는 것을 잊지 마시기 바랍니다.

만약 치료 과정 중의 어려움이나 진행상의 의문점이 있었다면 나눔신경정신과의원으로 연락을 주시거나 본 홈페이지의 사이버 상담실을 이용해 주기 바랍니다.

- 연락처: 서울대 입구 (02) 3445 - 0606 / 방배 (02) 588 - 2555
  왕십리 (02) 2292 - 2555 / 부산 서면 (051) 526 - 9988
- 인터넷 주소: www.diet-clinic.com/www.nanumclinic.com

MEMO

MEMO

MEMO

MEMO

MEMO

저자 소개

이영호

고려대학교 의과대학 졸업, 의학박사
정신과 · 신경과 전문의
인제대학교 서울백병원 신경정신과 교수 및 과장
University of North Dakota, Neuropsychiatric Research Institute and Eating Disorders Institute, Clinical Research Fellowship
Academy for Eating Disorders, Full member
대한비만학회 정회원, 행동요법위원회 위원장
현 나눔신경정신과의원(서울대입구) 원장

허시영

인제대학교 의과대학 졸업
인제대학교 의과대학원 박사과정 수료
정신과 전문의
Academy for Eating Disorders, Full member
대한비만학회 정회원, 행동요법위원회 위원
현 나눔신경정신과의원(방배) 원장
나눔식사장애센터 센터장

이혜경

고려대학교 대학원 임상심리학 석사
고려대학교 대학원 임상심리학 박사과정 수료
인제대학교 서울백병원 식사장애 클리닉 임상심리사
현 나눔식사장애센터 임상심리전문가

폭식비만 스스로 해결하기
자가 인지행동치료 프로그램

2011년 5월 24일 1판 1쇄 인쇄
2011년 5월 31일 1판 1쇄 발행

지은이 • 이영호 · 허시영 · 이혜경
펴낸이 • 김진환
펴낸곳 • (주) 학지사
121-837 서울특별시 마포구 서교동 352-29 마인드월드빌딩 5층
대표전화 • 02)330-5114 팩스 • 02)324-2345
등록번호 • 제313-2006-000265호

홈페이지 • http://www.hakjisa.co.kr
커뮤니티 • http://cafe.naver.com/hakjisa

ISBN 978-89-6330-679-7 93180

정가 13,000원